Ouvrage collectif sous la coordination scientifique de
Michel BUREAU MD, PhD.

Préface du **Pr. Bernard RENTIER**
Recteur honoraire ULiège

COVID-19
CRISE SANITAIRE ? CRISE SOCIÉTALE ?

L'obligation vaccinale COVID-19 n'est pas justifiée

COCICO
Commission Citoyenne COVID

MedicatriX

Liste des experts et co-auteurs

L. Annemans	Professeur d'économie de la santé, fac. médecine VUB et l'U.Z. Gent.
F. Caruso	Anesthésiste réanimateur au Grand-Duché du Luxembourg
C. Cotton	Biostatisticienne et experte en essais cliniques (France)
C. Delrée	Avocate, spécialiste en droit de la famille
D. Doat	Maître de conférences en philosophie, Laboratoire ETHICS, Université Catholique de Lille
C. Fallon	Professeure à la faculté de droit, département de science politique, à l'ULiège : analyse et évaluation des politiques publiques
F. Goaréguer	Pédopsychiatre UCLouvain (porte-parole de « Reinfo Covid »)
J-M. Longneaux	Professeur en philosophie faculté de droit de l'UNamur
P. Meyer	Professeur en bioinformatique à l'ULiège
L. Mucchielli	Sociologue, directeur de recherche au CNRS (France)
E. Paul	Professeur en sciences de gestion, chargée de cours en planification et évaluation des politiques de santé à l'École de santé publique de l'ULB
B. Rentier	Professeur émérite en virologie et immunologie, Recteur honoraire de l'ULiège
M. Rosenzweig	Philosophe (histoire de la philosophie et philosophie des sciences, ULB) et psychanalyste
N. Thirion	Professeur de Droit à l'ULiège
M. Wathelet	Docteur en sciences, Professeur à Cincinnati, spécialiste des coronavirus humains
M. Zizi	Médecin, Biophysicien, Professeur de physiologie, ancien Directeur épidémiologiste du Département de la Défense, expert NIH.

Adresse de contact
info@grcep.be

Avant-propos

du Dr Michel BUREAU

Plusieurs experts en droit, médecine, virologie, sociologie, éthique, politiques, systèmes de santé publique et biostatistique ont été sollicités pour analyser la gestion de la crise sanitaire du COVID-19 sous ses divers aspects. Les auteurs ont nommé cette initiative CoCiCo, pour Commission citoyenne pour l'évaluation de la crise du COVID-19. Elle a officié parallèlement aux auditions d'experts par la Commission Santé du Parlement fédéral belge à propos de la loi sur la vaccination obligatoire.

L'objectif était triple : 1) procéder à une évaluation rétrospective aussi globale et documentée que possible de la gestion de la crise sanitaire en Belgique et ailleurs, 2) analyser les arguments en faveur ou défaveur d'une vaccination obligatoire contre le COVID-19, 3) aider l'**État à gérer la crise de façon efficace, proportionnée, équitable et légitime.**

La méthodologie était simple : chaque contributeur invité a présenté un exposé sur son sujet de compétence. Ensuite, les organisateurs de CoCiCo, auteurs du rapport, en ont établi une synthèse en rassemblant les éléments qui leur ont semblé les plus pertinents, en menant une analyse transversale et en en tirant des conclusions. Les exposés originaux des contributeurs ne se retrouvent donc pas tels quels dans le rapport mais ont servi de ressource aux auteurs pour sa rédaction.

Les experts invités n'ont pas contribué à la synthèse d'ensemble du rapport et ne sont bien sûr pas compétents dans tous les domaines abordés ; ils ne sont donc pas responsables de l'ensemble de son contenu, mais chacun s'est porté garant des parties du rapport fondées sur son exposé en commission citoyenne CoCiCo, dans son domaine de compétence.

Cette commission s'est d'emblée située loin des deux dogmatismes ambiants. Le premier considère le « tout au vaccin » comme la seule solution, et écarte toute réflexion alternative comme étant complotiste. Le second dogmatisme, celui des « anti-vax » refuse par principe d'envisager le bénéfice des vaccins dans le domaine de la santé publique. Notre position, n'établit pas ce qui serait un troisième dogmatisme, basé uniquement sur les faits de la science, car celle-ci est, par nature, incompatible avec tout dogmatisme. L'histoire des épidémies, et en particulier celle du COVID-19, incite à beaucoup de prudence, et à rappeler que toutes les théories scientifiques sont sous-déterminées. Comme le rappelle William Quine un des naturalistes les plus systématiques du 20e siècle : « *Il n'y a pas de tribunal plus haut de la vérité que la science, et en particulier la dernière science est la meilleure* ».

Les débats et les remises en question sont donc une nécessité que n'ignore pas CoCiCo.

Préface

du Prof. B. RENTIER

Jamais dans l'histoire, une problématique sanitaire n'aura soulevé une divergence d'opinions d'une telle ampleur à travers le monde, que ce soit au niveau des soignants, des scientifiques, des politiques, ou de la presse et des citoyens. Certains pays, comme la France, décident de maintenir la vaccination obligatoire du personnel soignant alors que d'autres comme le Royaume-Uni et l'Allemagne l'ont abandonnée. De telles divergences n'existeraient pas si le choix était évident ; les arguments ne sont donc pas uniquement d'ordre sanitaire. Personne ne discute en effet de l'utilité des vaccinations contre la poliomyélite, la rougeole ou l'hépatite B, ni de l'intérêt de l'utilisation des antibiotiques, même en tenant compte des dangers que leur usage comporte.

Que se passe-t-il donc dans la crise sanitaire du COVID-19 ? Sa gestion a été devancée par des changements structuraux progressifs – et maintes fois dénoncés – de la société au cours des 20 dernières années. Parmi ceux-ci, le désinvestissement progressif dans une politique de santé publique prévoyante, le contrôle des médias et la censure des réseaux sociaux, ainsi que le développement d'une stratégie pharmaceutique centrée sur la recherche du profit.

Les vaccins antiviraux à ARN messager n'avaient été testés précédemment que dans le domaine vétérinaire (leur usage en médecine humaine contre certains cancers était compassionnel, limité, et par ailleurs nullement préventif mais thérapeutique). On pouvait d'emblée prévoir des difficultés dues d'une part au fait bien connu que la pandémie de COVID-19 est une zoonose, le virus étant échangeable entre animaux et humains, et d'autre part au fait que le virus est affecté d'un taux de mutation très élevé, générateur de nombreux variants à l'origine d'échappement immunitaire. Considérer les vaccins comme capables d'éradiquer le virus SARS-CoV-2 et les présenter comme la seule solution possible, ont été des erreurs incontestables et il est primordial d'en tenir compte pour en affronter les diverses suites possibles.

Il est aujourd'hui devenu nécessaire, comme on devait s'y attendre dans la logique vaccinale de masse qui a été choisie, de prévoir des rappels, au-delà de la seconde dose initialement prévue et annoncée pour la plupart des vaccins disponibles. Les revaccinations ultérieures, pudiquement appelées « boosters » (ce qui permet de recommencer la numération à zéro, alors que le premier booster est en fait la troisième injection du même produit) sont à présent annoncées alors que le temps écoulé durant cette première expérimentation à grande échelle des vaccins à ARNm, ne permet pas de prévoir avec certitude l'absence d'effets indésirables éventuels liés à la répétition de ces injections. On a donc considéré que le danger du COVID-19 pour toute la population justifiait la prise de risque d'une vaccination universelle techniquement innovante et comportant de nombreuses inconnues.

L'instauration de cet acte médical s'est accompagnée d'une **propagande d'État sans précédent** dans l'histoire de la santé publique. On a assisté à la confiscation du débat démocratique, à l'instauration d'une censure sur les réseaux sociaux, à la violation de plusieurs articles de la constitution et du code pénal, à la stigmatisation d'une partie de la population et à des encouragements à la délation. Plusieurs experts, sociologues et philosophes, y retrouvent les mécanismes historiques du succès de la pensée autoritaire.

Les auteurs souhaitent, dans ce livre, apporter des propositions constructives permettant de ne pas répéter les mêmes erreurs lors d'une prochaine pandémie. Car nous savons que de nouvelles crises sanitaires seront inévitables, favorisées probablement et notamment par la mobilité croissante, par les changements climatiques et par la réduction de la biodiversité. Ces propositions concernent les différents domaines d'expertise convoqués dans le cadre de la CoCiCo. Elles appellent, nous l'espérons, à une réflexion large au sein de notre société. Puisse celle-ci se dérouler dans un contexte apaisé où le débat retrouve sa place.

Les antécédents des dix dernières années ont préparé la crise du COVID-19

Avant d'entrer dans l'analyse de la crise du COVID-19 proprement dite, il a semblé pertinent à tous les experts de décrire les ***mécanismes sociétaux*** *qui ont conduit à la gestion sanitaire de cette crise : certains acteurs de la société civile ont mis en place des stratégies que l'on retrouvera à l'œuvre dans la crise. Par ailleurs, la* ***science*** *mettait déjà en garde contre les risques liés à une vaccination sur ce type particulier de virus.*

Aspects Sanitaires

La crise H1N1 : les conclusions du sénat français

La crise H1N1 a été une sorte de répétition générale de celle du COVID-19, avec la mise en place des mêmes mécanismes de gestion. A l'époque, le Sénat français, pour éviter de réitérer les erreurs de gestion de la crise H1N1, avait proposé des mesures anti-corruption dans le secteur de la santé et de la recherche, et exigé la déclaration des conflits d'intérêt. Cela n'a jamais été appliqué de manière adéquate pendant la crise du COVID-19[1].

1. Deux exemples parmi d'autres. J-F Bergman, ancien vice-président de la Commission des autorisations de mise sur le marché des médicaments en France, déclare 1 326 462 €, et F. Raffi condamné par la justice pour menace de mort sur le Pr. Raoult déclare 711 359 € de conflits d'intérêt. Tous les deux prônent la vaccination de masse sans aucune restriction (L. Mucchielli, *La doxa du Covid*, Tome 1, Eoliennes Eds, 2022 : dans ce livre, la doxa est un concept qui désigne le discours dominant dans une société à un moment donné).

Le COVID des vétérinaires : un échec prévisible de la vaccination contre le COVID-19

En avril 2020, par un commentaire dans le PNAS[2], L. Peeples attirait l'attention de la communauté scientifique sur les dangers d'un mécanisme des vaccins anti-COVID-19 connu sous l'appellation de « *facilitation de l'infection par des anticorps* ». Ce phénomène fut observé notamment après la vaccination contre la péritonite féline due à un coronavirus, mais aussi dans des études animales sur les virus du SIDA, de la fièvre dengue, de l'influenza et du SARS. L'auteur fait part de la mise en place d'une commission de l'OMS afin d'étudier ce mécanisme pour les vaccins Covid-19 chez l'homme : deux ans plus tard, nous n'avons toujours pas de nouvelle de cette commission..., mais une publication est parue démontrant la facilitation par anticorps de l'infection des monocytes, infection qui ne produit pas de virus infectieux mais conduit à la mort de ces cellules et à une inflammation systémique telle que celle qui contribue à la pathogénèse du COVID-19[3].

La politique hospitalière du « flux tendu »

Par la politique hospitalière dite du « flux tendu », le financement des hôpitaux est devenu directement proportionnel au taux d'occupation des lits. Si le taux d'occupation est jugé insuffisant (sur des critères de gestion financière), l'État procède à la fermeture définitive de lits dont le nombre ne peut que diminuer. Que fait-on en cas de crise, lors d'un afflux inhabituel de patients ? Le COVID-19 n'a rien à voir dans la « surcharge des hôpitaux » : le taux d'occupation des Unités de Soins Intensifs (USI) est régulièrement de 100 %, que l'on soit ou non en période de COVID. Le COVID-19 a été faussement mis en cause ; la crise du

2. https://www.pnas.org/doi/abs/10.1073/pnas.2005456117
3. https://www.nature.com/articles/s41586-022-04702-4

COVID a simplement servi de révélateur d'une problématique structurelle, conséquence d'une politique inconséquente de la santé publique, à l'œuvre depuis plus d'une dizaine d'années. Chacun se souvient des grèves dans les services de soins intensifs en France et ailleurs bien avant la crise du COVID.

Notre pays n'a pas de culture d'évaluation, en particulier auprès de la population

Le but de la CoCiCo est d'aider l'État à agir de façon efficace et proportionnée, juste et légitime. En effet, l'évaluation de l'action publique est une démarche qui se situe entre l'expertise scientifique et le questionnement politique, y compris avec la population. Or, la politique sanitaire lors de la crise du COVID a été construite autour d'une seule idée simple et même simpliste : la politique du « tout au vaccin ». Cette idée a été imposée d'autant plus facilement que notre pays ne dispose pas de culture d'évaluation. Toutefois cette problématique avait été considérée comme centrale dans la crise H1N1.

Aspects socio-économiques

Dans son livre, *La doxa du COVID*[4], L. Mucchielli passe en revue les composantes du processus international de normalisation éditoriale visant à assurer ce que P. Bourdieu, un des sociologues les plus importants du 20e siècle, appelait « *Le monopole de l'information légitime* ». Or, nous le savons, il n'y a pas de science, dans quelque domaine que ce soit, sans débat contradictoire, sans le doute, sans remise en question. Dans cette crise sanitaire, on a quitté le domaine de la science et de la démocratie pour entrer dans celui de la religion vaccinale, de

4. L. Mucchielli, *La doxa du Covid*, Tome 1, Eoliennes Eds, 2022 : dans ce livre, la doxa est un concept qui désigne le discours dominant dans une société à un moment donné.

la censure, de l'exclusion, bref de ce que l'on retrouve dans les régimes autoritaires. Pour en arriver là, de grands équilibres démocratiques ont été mis à mal au cours des vingt dernières années. Nous allons passer en revue quelques-uns d'entre eux.

Le financement de l'OMS : privatisation

Le tandem que forment l'**OMS** et son grand financeur privé, **Bill Gates**[5], a un programme de vaccination mondiale qui constitue la pierre angulaire de la pensée sanitaire. Bill Gates finance directement et indirectement l'OMS pour un montant supérieur à celui des USA ou de l'Angleterre. L'OMS et ses partenaires ont recruté des « influenceurs » ou relais d'opinion, afin de contrôler les réseaux sociaux et YouTube, leader mondial de la vidéo en ligne (plus de deux milliards d'utilisateurs mensuels en 2020) est propriété de Google.

Le contrôle des médias : privatisation depuis la crise bancaire de 2007-2010

Les **médias** ont mis en place une fermeture inédite du débat public, une absence de véritable débat contradictoire, des phénomènes de censure et d'ostracisme. Les personnes participant au débat étaient soigneusement sélectionnées par les directions des médias. Cette confiscation du rôle de ce qui fut le journalisme, résulte de plusieurs causes.

- Les principaux médias (radios, télévisions et presse écrite) participent désormais activement à la propagande des élites politiques et économiques dont ils sont devenus très largement dépendants. Les journalistes ne cherchent plus l'information, mais se contentent de communiquer des contenus

5. Le Monde, publié en ligne le 24 juin 2020, https://www.lemonde.fr/les-decodeurs/article/2020/06/24/est-il-vrai-que-bill-gates-est-proprietaire-d-une-partie-de-l-oms_6044030_4355770.html .

qui leur sont donnés sans qu'ils n'enquêtent, sans en vérifier la véracité.

- Les médias ont perdu peu à peu leur indépendance financière, puisqu'ils sont devenus, pour l'écrasante majorité d'entre eux, la propriété de quelques milliardaires, et, pour le reste, ils reçoivent d'importantes subventions gouvernementales.

Les réseaux sociaux dans la communication de l'information

Les « **géants du numérique** » contrôlent de plus en plus les réseaux sociaux. Ont alors fleuri sur les sites Internet des principaux médias, quantités d'infographies, d'analyses de type « *big data* », des rubriques de « *fact checking* », ainsi qu'une traque des « *fake news* » et sites « complotistes ». Autant de moyens de censure pour s'assurer d'une doxa incontestable.

L'industrie pharmaceutique : enjeux entre profits et santé publique

Les **firmes pharmaceutiques** cherchent d'abord une rentabilité économique avant toute autre considération, et pour arriver à cette fin, se livrent à une corruption large dans le domaine médical et des biosciences : ce point est exprimé par L. Mucchielli dans les deux ouvrages qu'il a publié en 2022[6]. Les déclarations d'intérêt des experts qui occupent nos écrans, constituent une mesure pourtant décidée à la suite de la crise H1N1, mais qui n'a pas été suivie dans les faits. S'il n'est pas dans nos intentions de reprocher à des firmes la recherche du profit, nous devons déplorer que le contrôle public de leurs méthodes soit insuffisant, ou absent. Faut-il rappeler les condamnations

6. L. Mucchielli, *La doxa du COVID*, Tomes 1 et 2, Eoliennes Eds, 2022.

répétées de Pfizer pour fraude[7] ? Les conflits d'intérêt entre les secteurs privés et publics peuvent également conduire à biaiser les prises en charge thérapeutiques proposées aux patients. Ainsi, plusieurs chercheurs remettent actuellement en cause la validité des protocoles proposés comme des bases solides de traitement pour une large population, ce que l'on appelle « evidence based medecine » (EBM)[8].

7. https://www.ncbi.nlm.nih.gov/pmc/articles/PMC8028448/pdf/frma-06-614013.pdf

8. https://www.bmj.com/content/376/bmj.o702

La crise sanitaire du COVID-19

Nous allons séparer deux temps dans l'analyse de la crise sanitaire : le premier temps qui a précédé la crise des vaccins est désigné sous le terme de « l'avant vaccin ». À partir de l'utilisation des vaccins sur le marché commence le second temps du « tout au vaccin ».

L'avant-vaccin

Deux éléments essentiels vont être déterminants dans la période de l'avant vaccin.

1. *D'une part la mise en place implacable d'une « pensée unique » basée sur la peur ou encore « autoritaire » qui sera à l'œuvre tout au long de la crise et empêchera toute initiative et adaptation par rapport à une ligne inflexible dictée par des « experts », avec des conséquences dramatiques pour la population.*

2. *D'autre part la plus grande fraude scientifique du 21e siècle connue sous le nom du « Lancet Gate » dont le double but était de discréditer le traitement par l'hydroxychloroquine (HCQ) + azithromycine (AZT) et d'ouvrir ainsi la voie administrative à la politique du « tout au vaccin ».*

Pendant cette période, la loi a commencé à être malmenée et la première ligne de soins, à savoir la médecine générale, a été neutralisée.

Mise en place d'une pensée autoritaire basée sur la peur

Les mécanismes sociétaux mis en place dans la crise du COVID-19 ont des analogies certaines (au niveau formel et non en termes de contenu bien entendu), avec ceux des régimes nazi et soviétique : de nombreux experts l'ont souligné. La stratégie de communication est toujours la même dans les régimes autoritaires et a été exploitée à nouveau dans la crise du COVID. En voici les principales caractéristiques :

Isoler socialement les personnes : cela a été obtenu par des mesures répétées de confinement. « On » décide quand et avec qui vous pouvez communiquer, « on » vous interdit de quitter votre domicile, voire votre chambre en maison de repos.

Faire **perdre le sens** de sa vie : « on » a défini ce qui était essentiel et non essentiel (pour les commerces, dans l'enseignement, la culture,...). Le Docteur F. Goaréguer nous a fait ressentir, dans notre for intérieur, ce qu'était la souffrance ressentie au quotidien dues aux mesures sanitaires dont certaines ne reposent pas sur des critères objectifs. Cette souffrance touche d'abord les plus fragiles de la société à savoir les personnes âgées et les jeunes : on ne compte plus les enfants en mal-être, en dépression, angoissés, déscolarisés, au sein de familles confinées où surgit la violence. Et que dire d'enfants morts de vaccinations dont ils ne pouvaient espérer retirer aucun bénéficie ?

Induire une **peur flottante** insupportable, nourrie du mécontentement de ne pouvoir se raccrocher à aucune solution. Face à cette peur sans solution apparente, vous devez obéir pour ne pas mourir et pour ne pas tuer vos proches. Mais la Communauté était-elle à ce point en danger ? La létalité de SARS-CoV-2 est comparable à celle d'autres infections respiratoires courantes, et la maladie que ce virus peut causer n'affecte de manière disproportionnée que les personnes en fin de vie ou souffrant de comorbidités bien identifiées.

Et enfin brandir une **baguette magique** pour sortir de la peur et rendre du sens. Dans la crise du COVID-19, on a fait du vaccin cette baguette magique qui allait tout régler rapidement.

Et dans toute pensée autoritaire, les dirigeants cherchent à unir leur peuple contre **un ennemi** désigné comme étant le responsable de leurs maux (les juifs, les opposants aux régimes en place) ; dans la crise du COVID, l'ennemi désigné, ce sont les non-vaccinés que l'on harcèle, que l'on prive de droits au travail, de droits sociaux, comme dans les autres régimes autoritaires.

Par cette pensée unique, patiemment construite, on cherche à recréer un nouveau lien de masse, peu importe que le narratif soit vrai ou faux : en l'occurrence, pour la crise du COVID, tout est faux : les confinements sont inutiles (les études épidémiologiques de Ioannidis[9] l'ont démontré), on meurt moins depuis le COVID (toutes les données épidémiologiques dans le monde l'ont montré), les vaccins ne fonctionnent pas ou mal (voir le rapport de Sciensano du 08 avril 2022) et les non vaccinés n'ont rien à voir dans cette pandémie, que du contraire puisque le variant Omicron se répand préférentiellement à travers la population des personnes vaccinées[10].

9. https://pubmed.ncbi.nlm.nih.gov/33026101/

10. https://www.sciencedirect.com/science/article/pii/S2666776221002581 ?via %3Dihub

Le « Lancet gate »

Des faux scientifiques sans précédent ont été utilisés par l'OMS dans la crise sanitaire du COVID. Pourquoi avoir fait des faux ? Pour deux raisons : il fallait discréditer le traitement en cours par HCQ+AZT, traitement pratiquement gratuit et efficace[11], dans le but de pouvoir mettre sur le marché un médicament/vaccin expérimental. Pour commercialiser un traitement en phase expérimentale, une condition légale obligatoire, est en effet l'absence d'alternative thérapeutique.

Cette fraude scientifique est maintenant connue sous le nom du **Lancet gate** ; les auteurs ont inventé une cohorte de 96 000 patients dans 671 hôpitaux sur 6 continents, avec des décès imaginaires chez plus de 10 % de ceux qui étaient traités par le protocole HCQ+AZT. Ces faux résultats eurent comme conséquence, d'une part les excuses publiques du rédacteur en chef du Lancet, Richard Horton, et d'autre part, de manière plus curieuse, l'arrêt des études avec le protocole HCQ+AZT dans une partie du monde. Ceci étant, ce protocole reste utilisé avec le même succès dans une autre partie du monde (Inde, Chine, Afrique sub-saharienne, plusieurs états aux USA et Japon). Aux USA, en soins intensifs, également, à Marseille, et dans autres endroits du monde, des études scientifiques ont confirmé son efficacité[12]. L'OMS par contre, continue à brandir ce faux pour dénigrer ce traitement.

Ainsi, en plus du problème moral de construire des faux en sciences, on a délibérément nuit à la santé de la population par privation des moyens thérapeutiques disponibles, et aux médecins par la privation de la liberté thérapeutique.

11. https://www.sciencedirect.com/science/article/pii/S0924857920303423
12. https://www.imrpress.com/journal/RCM/22/3/10.31083/j.rcm2203116

L'état de droit a été malmené au nom d'un « droit à la santé » absolutisé

Le Pr. Nicolas Thirion a expliqué que, si la protection de la santé peut engendrer des obligations positives à charge des autorités publiques, il convient encore de déterminer :

- D'une part si les autorités publiques disposent d'une base légale adéquate, or longtemps, cela n'a pas été le cas ;
- D'autre part, si les mesures attentatoires aux droits fondamentaux prises au nom de la protection de la santé sont proportionnées et mises en balance avec les droits fondamentaux, à savoir notamment le droit au travail, le droit à l'épanouissement culturel et social, le droit à l'enseignement, etc.

Si l'adoption de la loi Pandémie, au niveau fédéral, et d'un décret et d'une ordonnance similaires, aux niveaux wallons et bruxellois, offrent désormais une base légale explicite aux interventions de l'exécutif en cas d'urgence épidémique, ces textes n'en restent pas moins discutables du point de vue de leur constitutionnalité et de leur conventionnalité (conformité au droit international) et donneront inéluctablement lieu à débats dans les années à venir.

En revanche, le caractère disproportionné des interventions de l'exécutif a non seulement entaché la gestion de la crise sanitaire antérieure à l'entrée en vigueur de la loi Pandémie mais aussi les mesures prises sur la base de cette dernière. On se souvient en effet de la décision de fermer à nouveau les établissements culturels à la fin de l'année 2021 et de la suspension de cette décision par le Conseil d'État par un arrêt du 28 décembre 2021.

Le plus mauvais score de notre pays dans le classement des États en fonction de leurs qualités démocratiques, réalisé par

The Economist, a été enregistré en 2020 et en 2021. La Belgique y est qualifiée de « démocratie défaillante ». C'est un mauvais signal qui aidera peut-être à comprendre que les **mesures prises n'étaient pas toujours justifiées ni proportionnées**. La crise a donc donné lieu à diverses atteintes aux droits fondamentaux, à une régression de l'État de droit et à une dégradation de la santé démocratique de notre pays.

La médecine générale, première ligne de soins, a été neutralisée

La médecine de première ligne c'est-à-dire la médecine générale a été mise à l'écart de manière incompréhensible. Cette **mise à l'écart de la première ligne de soins** a été pérennisée par des consultations téléphoniques, la peur de la maladie et le « kidnapping » des traitements par des scientifiques et médecins souvent non cliniciens. Malgré des mois de recul, cette attitude n'a pas changé. Pour Sciensano, en phase précoce, il n'existe toujours pas de traitement symptomatique alors qu'en connaissant le continuum physiopathologique de la maladie, il est possible et nécessaire, dès la première ligne, de répondre aux besoins des patients concernés. Cela aurait permis de respecter le droit des patients et de décharger des lits de réanimation à l'hôpital.

Le tout au vaccin : problématique du début à la fin

La mise au point des vaccins a été présentée au public comme la réussite exceptionnelle d'une collaboration entre les secteurs privé et public. Dans les faits, la rapidité d'élaboration des vaccins n'a rien d'une réussite, mais tient à ***l'absence de respect des critères de bonnes pratiques cliniques*** *dans la méthodologie suivie. Avec pour conséquence de surévaluer l'efficacité des vaccins et de masquer leurs effets secondaires, ce que l'on* *découvre jour après jour dans la vie réelle, après 12 milliards de doses de vaccins.*

Les données, dans la vie réelle, démontrent malheureusement l'inefficacité de la vaccination de masse, l'accumulation des effets secondaires voir l'augmentation des infections et des formes graves, en particulier chez les vaccinés.

Le « miracle » technologique des vaccins est un « mirage »

C. Cotton, **biostatisticienne**, a étudié les rapports des laboratoires pharmaceutiques, c'est-à-dire la méthodologie et les études sur lesquelles se sont fondées les autorités américaines puis européennes pour autoriser la mise sur le marché des vaccins anti-COVID-19. Pourquoi avoir demandé l'expertise d'une biostatisticienne ? Parce que la biostatisticienne est la garante de la méthodologie d'un essai clinique dans la mesure où elle participe à son écriture, calcule le nombre de sujets inclus dans l'essai, réalise les analyses statistiques, en évalue la validité et rédige les données qui seront incluses dans les rapports cliniques. Son rôle est donc incontournable dans la mise au point des vaccins.

Ses conclusions rejoignent largement celles des organismes gouvernementaux de surveillance du médicament en France. Elle n'utilise que les sources officielles et consultables par chacun. Que disent les rapports des laboratoires pharmaceutiques ? Ils visent un seul but : démontrer qu'il y a plus d'avantages que d'inconvénients à utiliser le vaccin pour combattre la pandémie. On établit ainsi une **balance** bénéfice/risques d'un produit : autrement dit, la balance entre d'un côté les bénéfices attendus des vaccins, et de l'autre côté les risques qu'ils font courir aux vaccinés, en raison de leurs effets secondaires ou indésirables.

Le médicament idéal serait efficace dans 100 % des cas et n'aurait pas d'effet secondaire.

Comment a-t-on évalué les bénéfices ?

Sur deux critères : l'efficacité et l'immunogénicité.

Le premier critère « bénéfice » est l'efficacité. Pour déterminer si le sujet vacciné faisait le COVID-19, le critère était qu'il s'agisse d'un COVID symptomatique (on élimine dès le départ les formes asymptomatiques), et qu'il soit confirmé par PCR, 7 jours après la seconde injection.

Ce n'est pas le centre qui vient automatiquement tester le sujet vacciné : non, c'est le sujet lui-même qui se diagnostique, prend son téléphone et appelle le centre pour signaler ses plaintes, ce qui pose quatre problèmes :

1. Le préposé du centre décide de son propre chef s'il s'agit du COVID-19 ou d'un effet secondaire banal du vaccin. Autrement dit, un test PCR n'est pas réalisé systématiquement, ce qui conduit à sous-estimer le nombre de sujets atteint du COVID-19.

2. L'utilisation du paracétamol était permise à volonté : dans les carnets de jours des sujets testés, on sait que les vaccinés utilisaient 4 fois plus de paracétamol que ceux vaccinés avec un placebo, ce qui suggère fortement que les effets secondaires étaient beaucoup plus élevés chez les vaccinés, et pourtant on n'en trouve pas trace.

3. Par le centre Ventavia, on sait que certains centres ne répondaient tout simplement pas aux demandes, conduisant à une nouvelle sous-estimation des cas de COVID-19 et des effets secondaires des vaccins.

4. Enfin, les données de Pfizer révèlent que, durant la période d'évaluation, 75 vaccinés ont contracté le virus contre 160 dans le groupe contrôle, comme le montre la présence d'anticorps contre la protéine N du virus lors de la 3e visite, ce qui ne représente que 53 % d'efficacité au lieu des 95 % proclamés. Si l'on considère que seulement 40 % des vaccinés développent des anticorps contre la protéine N versus 93 % des non vaccinés, le nombre de vaccinés infectés devient proche du groupe contrôle : les liens pour les divers fichiers de même que les explications peuvent être consultés[13].

Par cette méthodologie biaisée à plusieurs niveaux, les firmes concluent à une efficacité de 95 %, manifestement surévaluée puisque les cas de COVID-19 et les effets secondaires ont été systématiquement sous-évalués. La preuve en est faite maintenant dans la vie réelle puisque les vaccins ne réduisent ni la contamination ni la transmission du virus. **L'efficacité proclamée contre les formes graves et les décès résultent d'un critère de vaccination qui ne prend en compte qu'une personne complètement vaccinée, soit quatorze jours (quinze ou vingt-et-un selon les pays) après la deuxième dose. Les décès survenant durant cette période sont comptabilisés comme non vaccinés, ce qui fausse complètement l'analyse[14] et remet en cause le rapport bénéfice/risque[15].**

Le second critère « bénéfice » de la balance, est l'immunogénicité : c'est la protection par les anticorps. Or, dans le protocole des firmes, les anticorps sont dosés avec une médiane

13. https://philharper.substack.com/p/a-public-verification-of-jikkyleaks

14. https://www.researchgate.net/publication/356756711_Latest_statistics_on_England_mortality_data_suggest_systematic_mis-categorisation_of_vaccine_status_and_uncertain_effectiveness_of_Covid-19_vaccination?channel=doi&linkId=61aa3d6750e22929cd4348cb&showFulltext=true

15. https://papers.ssrn.com/sol3/papers.cfm?abstract_id=4125239

de 2 mois, puis aucun dosage n'a été programmé jusqu'au 6e mois ! Les firmes ont agi comme si la protection se maintenait, à l'instar d'autres vaccins, par exemple ceux de la polio, ou de l'hépatite B. Et pourtant, les firmes ont très tôt préparé des boosters parce qu'elles savaient que l'immunogénicité était médiocre. Et de fait, dans la vie réelle, l'efficacité n'est que de quelques mois, et de plus, fait suite à une période de 2 à 3 semaines de diminution de l'immunité qui suit chaque injection ! Pour terminer, on observe que les 2e, 3e, 4e rappels sont de plus en plus rapprochés. La méthodologie a donc été construite pour ignorer le déclin de la protection par les anticorps.

Il convient de plus, de faire remarquer que prendre la détection des anticorps comme preuve d'efficacité clinique est une simplification abusive. En effet, la mesure des anticorps circulant dans le sang n'est qu'une évaluation très imparfaite de la protection. Si on peut supposer qu'elle reflète une protection contre la circulation interne du virus et peut-être contre les formes graves, elle peut être sans effet sur l'infection respiratoire et la propagation du virus. Parler de « protection en général » alors qu'on ne la mesure pas précisément n'est pas correct.

Voyons l'autre bras de la balance bénéfice-risque, celui des risques : la tolérance ou les effets secondaires.

Dans la tranche des 5-11 ans, l'échantillon de la population est insuffisant pour évaluer les effets secondaires graves.

De plus l'évaluation est achevée après 21 jours. Donc, une myocardite qui survient le 22e jour n'est pas comptabilisée comme un effet secondaire du vaccin. C'est sur la base de cette méthodologie que Pfizer conclut à : « aucun problème de tolérance ».

On a exclu des essais le groupe des femmes enceintes, celui des immunodéprimés et celui des patients fragiles avec comorbidité ; pourtant lorsque l'autorisation de mise sur le marché a été donnée, ce sont pratiquement les premiers que l'on a vaccinés !

Pour Christine Cotton, ces protocoles sont plus que médiocres car ils ne répondent pas aux bonnes pratiques cliniques : ils ne permettent en aucune façon d'exclure des risques manifestes dans la vie réelle.

Une analyse des données de l'Office of National Statistics en Angleterre montre que l'efficacité proclamée des vaccins contre les décès n'est malheureusement qu'une déception, comme le démontre la classification des décès consécutifs à la vaccination dans les 14 jours après l'injection, en comparaison avec le groupe des non-vaccinés[16].

Pour C. Cotton, il faut arrêter immédiatement la vaccination, repartir avec de bons protocoles et surveiller les populations sur plusieurs années, comme pour n'importe quel médicament ou vaccin.

Efficacité vaccinale en question

Les vaccins n'empêchent ni la contamination ni la transmission du virus

Les vaccins contre le COVID-19 n'empêchent ni la contamination ni la transmission du virus et sont donc inutiles pour contrôler la propagation du virus. Depuis plus de deux ans, le Professeur Rentier explique que si le vaccin stimulait l'immunité mucosale (anticorps dans la salive et le mucus des voies respiratoires), le

16. https://www.researchgate.net/publication/356756711_Latest_statistics_on_England_mortality_data_suggest_systematic_mis-categorisation_of_vaccine_status_and_uncertain_effectiveness_of_Covid-19_vaccination?channel=doi&linkId=61aa3d6750e22929cd4348cb&showFulltext=true

virus serait neutralisé dès son entrée dans le corps du vacciné et le vaccin préviendrait non seulement l'infection mais également sa transmission[17]. Malheureusement, ce n'est pas le cas des « vaccins contre le COVID-19[18] ». Les anticorps dont ils stimulent la production, n'agissent que lorsque le virus est dans le sang, c'est à dire à haut risque de provoquer une forme clinique grave. Ceci explique pourquoi au cours des deux dernières années, l'OMS a voulu changer la définition de l'appellation « vaccin ».

Pire encore, le variant Omicron a cette particularité qu'il cible préférentiellement les vaccinés, raison pour laquelle le Danemark, qui le premier a fait cette observation, a mis un terme à la vaccination obligatoire[19,20].

Les vaccins ne protègent pas contre les formes graves

Selon Christine Cotton, les données actuelles, ne permettent pas d'affirmer, comme cela a cependant été répété dans plusieurs publications, que les vaccins protègent contre **les formes graves** de la maladie.

Tout d'abord, les 95 % d'efficacité mis en avant par les firmes pharmaceutiques (chiffre dont on sait qu'il est incorrect) étaient contre les formes symptomatiques mais jamais contre les formes graves.

Ensuite, les études observationnelles qui démontreraient l'efficacité des vaccins sont biaisées pour les personnes vulnérables, les personnes âgées : l'état de santé des groupes vaccinés et

17. https://onlinelibrary.wiley.com/doi/10.1111/hae.14271
18. https://journals.plos.org/plosone/article?id=10.1371/journal.pone.0249499
19. https://www.sst.dk/en/english/corona-eng/vaccination-against-covid-19
20. https://www.reuters.com/article/factcheck-coronavirus-denmark-idUSL-1N2ZS0J8

non-vaccinés diffère significativement car on ne vaccine pas les plus fragiles, comme noté par le Pr. Shahar.

Il fallait des essais contrôlés randomisés pour mesurer correctement l'efficacité de ces vaccins, mais ils n'ont pas été faits ou ils ont été bâclés, et maintenant c'est trop tard : avec la vaccination de masse, il n'y a plus de groupe contrôle pour les personnes âgées. Un rapport de Sciensano de 2022, aux pages 24-27, confirme bien cette notion en montrant que le nombre absolu de morts du COVID-19 reste toujours très majoritaire chez les vaccinés. Après standardisation des données, on peut même conclure que le statut de « vacciné » augmente le risque d'effets secondaires graves[21] !

Comparer la vaccination contre la polio et contre le COVID-19 n'a aucun sens

Le Pr. Bernard Rentier a expliqué la différence entre immunité acquise, suite à l'infection par le virus, et l'immunité vaccinale, particulièrement en termes de stimulation de l'immunité mucosale. Pour lui, il n'y a pas de comparaison possible entre un vaccin contre la polio par exemple et celui qui est actuellement utilisé contre le COVID-19. Pourquoi ? Parce qu'il ne s'agit pas des mêmes virus en termes de structure, de mutabilité, de voie d'entrée, de cellules-cibles, parce que notre système immunitaire réagit différemment à des virus différents, parce que l'efficacité des vaccins n'est donc pas comparable et que les effets secondaires ne sont pas non plus identiques. Pour reprendre sa métaphore, on ne compare pas des pommes et des poires. De plus, nous disposons du recul nécessaire quant aux effets indésirables de la vaccination anti-polio mais pas encore en ce qui concerne la vaccination anti-COVID-19 ; or, ce

21. https://covid-19.sciensano.be/sites/default/files/Covid19/COVID-19_Weekly_report_FR.pdf

recul est indispensable pour estimer le rapport bénéfice-risque. Enfin, le virus polio est extrêmement dangereux dès le plus jeune âge et peut entraîner la mort ou une infirmité majeure et irréversible chez les jeunes enfants, alors que les formes graves ou tout simplement les formes symptomatiques de COVID-19 sont très rares dans cette population sauf en cas de comorbidité majeure. Le calcul de la balance bénéfice/risques est donc sans commune mesure dans le cas du poliovirus et du SARS-CoV-2.

Il n'est donc pas acceptable d'entendre comme argument : « puisqu'on rend obligatoire la vaccination contre la polio, pourquoi ne pas rendre également obligatoire la vaccination contre le COVID-19 » ? Une vaccination n'est absolument pas équivalente à une autre et chaque cas doit être considéré séparément.

Effets secondaires à court terme

La problématique principale des effets secondaires à court terme est l'absence d'une pharmacovigilance **active** *réalisée avec toute la rigueur et l'objectivité nécessaires alors que les vaccins sont toujours en phase expérimentale ; il s'agit d'un autre manquement grave aux bonnes pratiques, manifestement intentionnel. Cela a eu pour conséquence que les effets secondaires n'ont été relevés que lentement au cours des premiers mois, mais maintenant plus de 1 750 études en rapportent l'importance inédite dans l'histoire d'un vaccin.*

Problématique de la pharmacovigilance active et passive

Le Prof. J.M. Longneaux interroge les parlementaires et leur demande s'ils jugent acceptable qu'une obligation vaccinale puisse exposer à des **effets indésirables.** Or, la connaissance des effets indésirables s'appuie, normalement, sur une pharmacovigilance **active**. « Active » signifie s'informer auprès des personnes ayant reçu un médicament en phase expérimentale de leur état de santé dans les semaines qui suivent sa prise et non pas attendre d'elles qu'elles se manifestent spontanément.

La pharmacovigilance dans le monde indique un taux d'effets indésirables sévères beaucoup plus élevé pour les vaccins contre le COVID-19 que pour ceux contre la grippe ; à titre d'exemple, ils sont 28x plus fréquents pour le COVID-19 que pour les vaccins contre la grippe comme rapporté dans la base de données gouvernementale américaine VAERS[22]. Le taux de décès y est beaucoup plus élevé, évalué à 57x supérieur dans la même banque de données (voir annexe figure 1).

Une autre entorse à toutes les bonnes pratiques cliniques est l'**inversion de la charge de la preuve**. Or, selon les règles de base de la pharmacovigilance : « *L'analyse des cas déclarés prend en compte les données cliniques, chronologiques, sémiologiques, et pharmacologiques. Elle peut conduire à écarter la responsabilité du vaccin dans la survenue d'un évènement indésirable observé dès lors qu'une autre cause, certaine, est mise en évidence.* » (source : agence nationale de sécurité du médicament (ANSM), 2021). Et, de fait, un audit des données du VAERS montre que seulement 14 % des décès consécutifs à la vaccination peuvent être attribués à une autre cause. La fiabilité de ces données est confirmée par l'observation qu'au moins 67 % des rapports ont été introduits par un médecin.

Dès lors, la vaccination contre le COVID-19 présente de manière certaine un risque sérieux pour la santé, de blessure, d'invalidité ou de décès, dont les données épidémiologiques en cours et à venir devront établir l'incidence.

22. VAERS : Vaccine Adverse Event Reporting System (USA)

Mais rien n'est normal dans cette crise et aucune pharmacovigilance active n'a été réalisée. La pharmacovigilance **passive,** on le voit, ne rapporte au mieux que quelques pourcents d'effets secondaires. Le garde-fou pour la sécurité indispensable d'une pharmacovigilance active a donc sauté, et dès lors, une obligation vaccinale sans cette garantie n'est pas juste. Puisque les plafonds d'infection et d'effets secondaires explosent dans toutes les bases de données aux USA et en Europe, pourquoi ne pas remettre en question la stratégie actuelle tenant compte de la meilleure connaissance de la balance bénéfices/risques et de l'objectivation nécessaires des risques, afin d'exclure formellement un rapport de causalité entre vaccination et infection ? Combien va-t-il falloir rapporter de cas avant de suspendre l'obligation vaccinale ? Les études de la biostatisticienne C. Cotton confirment la nécessité d'introduire ce moratoire.

Les effets secondaires pendant les trois premières semaines post-vaccin ne sont pas considérés comme survenant chez les patients vaccinés !

Les firmes ont décidé de leur propre chef que toute personne présentant une infection au SARS-CoV-2 dans les deux premières semaines qui suivent la vaccination est étiquetée « non vaccinée ». Or 40 % des contaminations surviennent dans cette période, à cause de la dépression immunitaire post-vaccinale. Donc ces nouvelles infections par le SARS-CoV-2 en nombre élevé, ainsi que les décès, ont été attribués aux non vaccinés.

D'où vient cette période d'immunodépression ? Pour une raison bien connue : les vaccins contre le Covid-19 altèrent l'immunité cellulaire[23]. Dans les 2 semaines qui suivent la vaccination, 2 à 3 % des patients développent une immunodépression majeure avec une inversion du rapport entre lymphocytes T CD4/CD8

23. https://www.sciencedirect.com/science/article/pii/S2666606521001322

(populations de lymphocytes T respectivement effectrices et régulatrices, pour faire simple) , comparable au syndrome d'immunodéficience acquise du SIDA. Pendant cette période, toutes les infections peuvent être réactivées, celles du SARS-CoV-2, mais aussi les cancers et les autres maladies dépendantes de l'immunité[24] comme le zona. C'est la raison pour laquelle on ne vaccine pas en période de pandémie : c'est un principe de base de l'immunologie virale.

Une surmortalité post-vaccinale est observée dans plusieurs pays d'Europe

Le Prof. Patrick Meyer, chargé de cours à la faculté des sciences de l'ULiège et spécialiste en biologie des systèmes et en bio-informatique a étudié les surmortalités en Europe au cours des dernières années. Il n'utilise également que des sources officielles et consultables par tous. Il s'agit d'Eurostat et EuroMOMO en ce qui concerne la mortalité, ECDC (Centre européen de prévention et de contrôle des maladies) pour les informations sur la vaccination. Son étude concerne 16 pays d'Europe de plus d'un million d'habitants, et prend en compte 52 modèles pour capturer la saisonnalité et les tendances générales de mortalité. Il montre que l'on prédit mieux la surmortalité si on intègre la variable « vaccination ». Qu'elles en sont les raisons ?

1. Il y a une coïncidence temporelle significative entre les pics de mortalité et les pics de la vaccination en Europe et quel que soit le moment où la vaccination est réalisée (car elle n'a pas été réalisée au même moment dans tous ces pays). La coïncidence est vérifiée par tranche d'âge car les différentes tranches ont été vaccinées à différents moments.

24. https://www.nature.com/articles/s41421-021-00329-3

2. Si on compare une même période en 2020 (sans vaccination) et 2021 (avec vaccination), on constate une surmortalité importante en 2021, notamment dans des tranches d'âge où on ne meurt pas du COVID-19.

Ces résultats viennent donc confirmer ceux de plusieurs autres études en prépublication analysant les surmortalités observées dans d'autres zones géographiques (Israël, Grande-Bretagne, USA).

On peut également utiliser un autre type de données pour établir ce type de corrélations : ce sont les « Google Trends », un outil issu des Google Labs permettant de connaître la fréquence avec laquelle un terme a été consulté dans le moteur de recherche.

En 2021, en utilisant les Google Trends, on constate une diminution des morts par accident de la circulation (parce qu'on voyageait moins) ; le taux de suicide est stable (or c'est une cause importante de mortalité chez les jeunes) et la criminalité est restée stable. Par contre on constate une forte hausse des problèmes cardiaques et vasculaires (Annual Massachussetts death reports). Or, c'est à cause d'effets secondaires cardiaques, en particulier chez les jeunes, que l'emploi de certains vaccins contre le COVID-19 a été réduit ou non recommandé dans plusieurs pays.

La mortalité est fortement accrue chez les moins de 45 ans dans sept pays sur les seize investigués (et dans certains pays, elle est multipliée par deux ou trois). Corrélation ne signifie pas causalité, mais à ce stade, on ne voit pas quelle autre variable pourrait être responsable de cette observation. Toutefois, un accès à des données plus complètes, avec une granulosité plus fine, notamment en termes de classes d'âges, s'avère indispensable. Si ces détails plus précis n'ont pas été récoltés, il serait plus que temps qu'ils le soient. S'ils l'ont été, leur mise en accès ouvert est indispensable pour une discussion rigoureuse des tendances observées par le Prof. Meyer[25].

Effets secondaires à moyen et long terme des vaccins : premières données

Nous commençons à recueillir des données sur les effets secondaires à moyen et long terme, dans la ***vie réelle****, puisque les études des firmes pharmaceutiques n'ont pas encore commencé ou sont en cours ! Ces effets sont la conséquence de la toxicité de la protéine spike et de l'interférence entre immunité innée et vaccinale. Dans ce contexte, la vaccination chez les enfants est incompréhensible*[26].

Enfin on estime à trois à cinq fois plus de victimes indirectes liées aux pathologies mal suivies et non diagnostiquées suite à la désorganisation des soins de santé et aux confinements pendant la crise sanitaire.

Données anglaises, Danoises, et du système Medicare

Environ **1 750 études** scientifiques démontrent, que la vaccination présente un risque sérieux à la santé, d'invalidité ou de décès[27] ; Christine Coton a été auditionnée par le Sénat français sur les effets indésirables des vaccins contre le COVID-19 et le système de pharmacovigilance français (rapport OPECST du 09/06/22).

25. https://www.nature.com/articles/s41598-022-10928-z.epdf
26. https://covidrationnel.be/2022/01/03/revision-04-01-2022-la-vaccination-anti-covid-19-des-enfants-nest-pas-obligatoire-elle-nest-surtout-pas-necessaire/
27. https://www.informedchoiceaustralia.com/post/1000-peer-reviewed-studies-questioning-covid-19-vaccine-safety

Le système de soin de santé Medicare/Medicaid aux États-Unis est consacré aux personnes à la retraite (âgés de plus de 65 ans) et à celles souffrant d'un handicap. Une analyste de ce système, dont la fonction est la détection de fraude, a lancé l'alerte en rapportant 48465 décès dans cette population au 9 juillet 2021 dans les 3 jours qui suivent une vaccination anti-COVID-19, alors que sur 3 jours on attend normalement 16 582 décès chez les plus de 65 ans. Contrairement au VAERS, ce système de pharmacovigilance est actif et on y détecte près de trois fois plus de décès que la norme immédiatement après la vaccination (ce qui permet d'estimer le sous-reportage dans VAERS comme étant d'au moins un facteur 7,8)[28].

Concernant les effets secondaires au long terme, étonnamment, les firmes n'ont réalisé à ce jour aucune étude. Elles ne commenceront que lorsqu'elles obtiendront une autorisation définitive de mise sur le marché des vaccins. De plus le groupe contrôle n'existe plus en pratique car la plupart des participants ont été vaccinés « par compassion » y compris dans le groupe placebo avant la fin de la durée prévue pour l'essai clinique… Du jamais vu dans le domaine pharmacologique.

Les variants se propagent préférentiellement chez les vaccinés : double explication

Pour comprendre la relation entre l'émergence de variants et la campagne de vaccination contre le COVID-19, le Pr. Martin Zizi, nous invite à considérer la « série danoise » : il s'agit d'un recueil des cas de COVID-19 liés au variant Omicron, réalisé par les autorités sanitaires danoises sur l'ensemble de leur population. Les résultats repris dans la figure 3 en annexe, démontrent que l'augmentation de l'infection est proportion-

---

28. https://www.covid-datascience.com/post/refuting-thomas-renz-s-claim-to-have-a-smoking-gun-on-vaccine-deaths-from-medicare-data

nelle au nombre de vaccinations contre le COVID-19 ; on voit que la seule variable de ce graphe est le nombre de doses de vaccins et le temps. Par ailleurs, une étude sur cette même population au même moment, comparant l'efficacité vaccinale contre Delta et Omicron chez les individus vaccinés contre la souche Wuhan, montre que l'efficacité contre Omicron devient nulle après 2 mois et négative après 3 mois, tandis que celle contre Delta diminue un peu durant cette période[29]. Comment expliquer ces observations paradoxales ?

Première explication :

Plus le temps passe, plus Omicron cible les vaccinés. Pourquoi ? La cause en est le péché antigénique originel : le vaccin a été dirigé contre la souche originelle mais le variant omicron est tellement différent par ses mutations que la balance anticorps neutralisants et anticorps facilitants favorise ces derniers[30] : le système immunitaire répond au nouveau variant comme s'il s'agissait de la souche originelle, en amplifiant les cellules B et T dirigées contre cette souche qui existe déjà sans produire dans un premier temps une réponse spécifique au nouveau variant, ce qui limite la capacité du système immunitaire à répondre efficacement contre le nouveau variant.

La vaccination induit deux types d'anticorps, des anticorps neutralisants, qui empêchent l'infection par le virus, et des anticorps facilitants, qui augmentent l'infection par le virus. Quand la souche de virus infectant un individu est suffisamment proche de celle utilisée pour le vacciner, l'effet des anticorps neutralisants domine sur celui des anticorps facilitants. Par contre, quand un variant comme Omicron est trop différent de la souche vaccinale, les anticorps facilitants dominent et

29. https://www.medrxiv.org/content/10.1101/2021.12.20.21267966v3.
30. https://www.sciencedirect.com/science/article/pii/S0092867422000769

favorisent l'infection. Plus l'individu a reçu de doses, plus le taux d'anticorps facilitant est élevé et plus l'infection est favorisée comme observé dans la figure 3.

Indépendamment des effets indésirables des vaccins, leur action aggravante avec la souche Wuhan contre le variant Omicron, observée au Danemark et dans d'autres pays, est une raison suffisante pour interrompre immédiatement la campagne de vaccination avec les vaccins existants. Et de fait, le Danemark a logiquement suspendu la vaccination sur son territoire[31].

Deuxième explication:

À propos d'une « épidémie de vaccinés », il faut comprendre les fais suivants :

- Une résistance aux antibiotiques – qui survient si un traitement est faible et incomplet – se passe dans le corps des personnes qui ont reçu l'antibiotique. Les bactéries les plus difficiles à tuer – c'est-à-dire celles qui ont déjà des mutations favorables, vont toujours être les dernières à être tuées par le médicament. Si le traitement est incomplet, elles restent dans le corps et peuvent évoluer plus encore, par mutations successives. Ce sont alors ces personnes, sous traitement faible ou incomplet, qui vont – une fois guéries – transmettre ces bactéries résistantes à leurs proches. Suivant le même raisonnement, si un vaccin est faible (à savoir non bloquant pour la transmission et pour la maladie), la résistance à ce vaccin faible se passe au sein des personnes vaccinées - et favorise l'émergence de variants qui échappent aux vaccins (« breakthrough infections »).

31. https://lecourrier-du-soir.com/covid-19-le-danemark-suspend-la-vaccination-sur-tout-son-territoire-une-premiere-au-monde/

Ceci représente un processus darwinien de base. Les variants obtenus sous pression sélective vaccinale peuvent échapper à **tous** les vaccinés en même temps. Inversement, un variant naturel ou d'origine animale ne peut PAS échapper à toute une population humaine en une seule mutation, car ils n'ont pas rencontré le vaccin et leur évolution se passe sous d'autres pressions de sélection, qui n'ont pas la standardisation du produit vaccinal. En d'autres termes, chaque individu ou animal s'immunise naturellement de manière différente contre le même virus, et un variant qui s'échappe, peut échapper à une personne mais pas à une autre.

- Un second phénomène pousse les variants de SARS à s'optimiser pour les vaccinés uniquement. Une telle optimisation peut survenir à 2 conditions :
  - vacciner en masse avec un produit faible ;
  - et répéter ces vaccins en masse à plusieurs reprises. Cette approche utilisant de très grands nombres et des répétitions est identique aux divers protocoles/processus de biopanning utilisés en laboratoire.

Ce type de protocole sert à diriger l'évolution moléculaire expérimentale. Combiner la répétition des vaccins, avec la vaccination sur des grands nombres – des centaines de millions de personnes – a favorisé logiquement l'apparition des variants qui ciblent préférentiellement les personnes poly-vaccinées.

En résumé, la relation entre les vaccinations répetées contre le COVID-19 et les sous variants se situent à deux niveaux. Le premier est la propagation préférentielle de ces variants chez les vaccinés à cause du mécanisme que nous avons décrit sous le nom « de péché antigénique originel ». Le second est l'émergence de sous variants chez les vaccinés consécutive à la pression sélective vaccinale connue sous le nom de « breakthrough infections ».

Des études à la vie réelle : la vaccination chez les enfants

En ce qui concerne les enfants, les données **gouvernementales anglaises** démontrent que la balance bénéfice/risque est défavorable à leur vaccination. Les experts ont, tous ensemble, plaidé pour un moratoire immédiat sur la vaccination de tous les enfants et jeunes adultes sans comorbidité.

Le Prof. Lieven Annemans a une longue expérience de plus de 200 analyses bénéfice/risque pour différents vaccins. Il trouve trois raisons d'éviter la vaccination anti-COVID-19 chez les enfants.

Le premier argument : dans leur cas, la balance bénéfice/risque leur est clairement défavorable : le nombre d'hospitalisations causées par les vaccins sera plus élevé que le nombre d'hospitalisations pour infection par le SARS-CoV-2 évitées par les vaccins.

Le deuxième argument qui est de vacciner les jeunes pour protéger les aînés ne résiste pas au manque d'efficacité des vaccins sur la transmission.

Le troisième argument résulte des effets secondaires sur le long terme. Plusieurs publications montrent que la protéine spike produite par les vaccins est toxique pour les organes des enfants. En conséquence de quoi, le gouvernement danois ne recommande plus la vaccination des moins de 18 ans, sauf exception.

Les dégâts collatéraux de la politique sanitaire

Depuis le début de la pandémie, la Belgique comptabilise plus de 32 329 morts[32] du COVID-19 (au 01/07/22) ce qui aurait pu être réduit par une autre gestion de la crise. Mais il ne s'agit là que des morts directes. L'OMS considère que les décès liés **indirectement** à la COVID-19 sont imputables à d'autres problèmes de santé pour lesquels les gens n'ont pas pu bénéficier de services de prévention et de traitement parce que les systèmes de santé étaient surchargés par la pandémie[33].

Les causes sont variées et chacun reconnaîtra des situations vécues dans son entourage

- La misère sociale et la **paupérisation** de la population.
- Les années perdues de la **jeunesse** : la détresse psychique a été considérable et de nombreux pédopsychiatres ont alerté en vain les autorités. Des suicides ont été rapportés.
- Le syndrome de glissement de nos **aînés** que l'on a isolé pendant des mois, et qui se sont laissés mourir de tristesse parce qu'ils étaient coupés de leurs proches dont le contact est essentiel à leur vie. Certains sont morts seuls et ont été enterrés seuls.
- Le traumatisme du confinement chez les enfants en bas âge et une **scolarité** à la dérive avec un absentéisme record, des évaluations qui n'en ont plus que le nom et des enseignants dépités.
- La **prévention** non réalisée de maladies graves, en particulier dans le domaine des cancers et des maladies cardio-vascu-

---

32. https://gisanddata.maps.arcgis.com/apps/dashboards/bda7594740fd40299423467b48e9ecf6

33. https://www.who.int/fr/news/item/05-05-2022-14.9-million-excess-deaths-were-associated-with-the-covid-19-pandemic-in-2020-and-2021

laires qui constituent les véritables pathologies pourvoyeuses de mortalité dans notre pays.

- Le détournement des **moyens de la santé** pour les vaccins : le coût lié à la gestion de la crise sanitaire est énorme et largement inutile. Ces moyens publics n'ont pu être affectés à d'autres priorités comme le refinancement des hôpitaux.
- La réduction de l'attrait pour les professions de soins. Comment motiver du personnel soignant que l'on a envoyé en première ligne sans masque (jugé inutile par les autorités de l'époque) puis, que l'on menace de licenciement, voire de privation de salaire, s'il refuse une vaccination dont il est le premier à constater le manque d'efficacité et les effets secondaires ? Une conséquence en est la pénurie croissante du personnel infirmier et maintenant des médecins.

Étude récapitulative de l'Université de Cambridge : il faut stopper la vaccination de masse

En avril 2022, la prestigieuse université de **Cambridge** a publié une revue[34] de 80 pages sur les effets secondaires des vaccins à ARN messager ; malheureusement, elle confirme les craintes exprimées par les experts de CoCiCo tout au long des travaux de cette commission. C'est ce que résume le Dr. Bureau ci-dessous.

1. Les vaccins à ARN déclenchent une **synthèse prolongée** de protéine spike du SARS-CoV-2 : contrairement à ce qui avait été affirmé, un article de la revue *Cell* a montré que l'ARNm des vaccins reste présent au moins 60 jours après la vaccination dans les tissus lymphoïdes[35]. L'hypothèse de cette production soutenue est la modification apportée à

34. https://www.sciencedirect.com/science/article/pii/S027869152200206X

35. https://www.cell.com/cell/fulltext/S0092-8674(22)00076-9?_returnURL=https%3A%2F%2Flinkinghub.elsevier.com%2Fretrieve%2Fpii%2FS0092867422000769%3Fshowall%3Dtrue

l'ARN natif du SARS-CoV-2 pour le stabiliser, ce qui modifie ses propriétés [36].

2. La protéine spike est **neurotoxique** et altère les mécanismes de réparation de l'**ADN**. Dans les cellules transfectées par le gène de la protéine spike, on observe la production d'exosomes contenant des microARN qui suppriment la production d'IRF9[37] (rôle central dans la prévention et la surveillance des cancers).

3. Plusieurs travaux attirent l'attention sur la possibilité que l'immunité **innée** soit altérée par les vaccins via la suppression de la réponse à l'interféron de type 1[38]. Le stress cellulaire et moléculaire provoqué par le vaccin anti-COVID[39] peut interférer avec d'autres vaccins et abaisser la résistance à d'autres infections[40] par un mécanisme « d'interférence vaccinale »[41].

4. La vaccination altère l'expression des protéines IRF7 et STAT2 qui modifient l'expression génétique de BRCA1 ce qui est en lien avec les **cancers** et maladies **neurodégénératives**[42].

Les vaccins à ARN augmentent potentiellement le risque de maladies infectieuses et de **cancer.** Outre des altérations dans les mécanismes moléculaires de surveillance pour les cancers, les auteurs ont également mis en évidence des altérations moléculaires pour les maladies **neurodégénératives,** les myocardites, les thrombocytopénies auto-immunes, les paralysies de Bell, les maladies du foie et les **maladies auto-immunes**. Les banques

36. https://www.mdpi.com/2079-9721/9/3/57
37. https://www.frontiersin.org/articles/10.3389/fimmu.2021.656700/full
38. https://www.medrxiv.org/content/10.1101/2021.05.03.21256520v1
39. https://www.science.org/doi/10.1126/science.abc6027
40. https://www.nature.com/articles/s41577-020-0285-6
41. https://pubmed.ncbi.nlm.nih.gov/20018367/
42. https://www.mdpi.com/1999-4915/13/10/2056

de données VAERS suggèrent des **corrélations cliniques** avec les données de la biologie. Le rapport balance bénéfice/risque des vaccins n'est donc plus positif en termes de santé publique.

Les auteurs considèrent que des millions de vies sont en danger à cause de la vaccination et qu'il faut y mettre un terme immédiat, ou laisser chacun décider du risque qu'il est prêt à prendre, en ayant été clairement informé.

Les erreurs de gestion de la crise du COVID-19

Sanitaires

La prise de mesures exceptionnelles non justifiées

Dès le départ, on a su que la létalité du COVID-19 était similaire à celle d'autres infections respiratoires. Il n'y avait donc aucune raison de prendre des mesures exceptionnelles.

Les études du Dr. J. Ioannidis (2020) ont très vite démontré deux points essentiels :

1. **La létalité du COVID-19** était similaire à celle d'autres infections respiratoires. A titre d'exemple, la médiane de survie de 0 à 69 ans est supérieure à 99,4 %, et ce n'est qu'au-delà de cet âge qu'elle descend à 94,5 %.

2. La pandémie du SARS-CoV-2 est en réalité une **syndémie** touchant principalement les personnes âgées (moyenne de 85 ans) et/ou avec comorbidités sévères : les personnes décédées à 99 % souffraient d'une comorbidité, et 95 % souffraient de plusieurs comorbidités selon les données du CDC[43].

43. CDC = U.S. Centers for Disease Control and Prevention ; Underlying Medical Conditions and Severe Illness Among 540,667 Adults Hospitalized With COVID-19, March 2020–March 2021 (cdc.gov)

Le principe de santé publique de la proportionnalité et de l'adéquation des mesures déployées ne justifie pas de mesures exceptionnelles pour prévenir la létalité du COVID-19.

Les 2 piliers du contrôle d'une pandémie n'ont pas été respectés

Le Dr Wathelet a expliqué que le contrôle d'une pandémie repose sur deux piliers :

1. *Le premier pilier* est **la prévention de la contamination et de la transmission**. Elle repose sur les tests rapides pour identifier les personnes contaminées, le traçage des contacts et l'identification des foyers de contamination. Mais ces mesures coûtent cher et leur efficacité est limitée quand l'agent infectieux circule vite et partout. Y a t-il un moyen de **prévenir l'infection**, de faire une prophylaxie, plutôt que d'attendre d'être malade ? Oui avec l'hydroxychloroquine (HCQ) dont les effets pour la prophylaxie sont de 33 %[44] ; en ce qui concerne, l'ivermectine[45] ils sont de 83 %.

La prévention consiste aussi à :

- Réduire préalablement les facteurs de risque de développer les formes graves de la maladie : obésité, diabète, etc.

- S'assurer de concentrations efficaces en vitamines et minéraux qui réduisent très significativement les risques de formes graves et de décès.

2. *Le second pilier* **est une vraie prise en charge**, efficace, des malades, dès les premiers symptômes, sans attendre inutilement que le patient soit dans un état grave : son pronostic vital en

44. Hcqmeta.com 2022
45. Ivmmeta.com 2022

dépend. Les études, et non la doxa, nous disent aussi que des médicaments déjà présents avant les vaccins anti-COVID-19 tels que l'**HCQ**[46] et l'**Ivermectine**[47], sont efficaces lorsqu''ils sont administrés en début de maladie, avant qu'elle devienne systémique.

- L'HCQ est efficace contre les différentes formes du COVID-19 : cela a été démontré dans 317 études, sur plus de 400 000 patients dans 50 pays et dans un article récent[48].
- L'IVM est encore plus efficace contre les différentes formes du COVID-19[49].
- La vitamine D[50] et le zinc[51].

L'utilisation de ces molécules a été et reste controversée avec un argumentaire souvent distinct de celui de la science. Le Directeur de l'IUH de Marseille a été menacé de mort par un Professeur nantais (condamné depuis lors) pour son utilisation du protocole HCQ + AZT, validé dans une publication reprise ci-dessus. Nous avons évoqué la fraude scientifique évoquée sous le nom de *LancetGate* pour dénigrer son utilisation. Une hypothèse pour l'acharnement contre ces molécules est qu'elles sont bon marché, et donc peu avantageuses pour les firmes pharmaceutiques.

Or, qu'a-t-on proposé ?

46. Hcqmeta.com 2022
47. Ivmmeta.com 2022
48. https://www.imrpress.com/journal/RCM/22/3/10.31083/j.rcm2203116
49. https://committees.parliament.uk/writtenevidence/36858/html/
50. R.E. Neale, C. Baxter et coll. The D-Health Trial : a randomised controlled trial of the effect of vitamin D on mortality. Lancet Diabetes Endocrinol. 2022 ;10(2) :120-128. doi : 10.1016/S2213-8587(21)00345-4
51. https://www.mdpi.com/2072-6643/13/2/562

- Des mesures de confinement inutiles voire contre-productives, en neutralisant la première ligne de soins.

- L'utilisation du paracétamol qui n'est indiqué que dans les fortes fièvres, car il empêche de lutter efficacement contre le virus.

- La mise en place d'un pass sanitaire inutile et contre-productif.

- Enfin une vaccination de masse qui est un échec pour le contrôle de la contamination et de la transmission. Son indication reste une vaccination ciblée sur les personnes avec plusieurs comorbidités, et essentiellement âgées. Ainsi n'a -t-elle aucune indication chez les enfants, et les adultes jeunes en bonne santé, ni d'ailleurs chez le personnel soignant, s'il n'entre pas dans la catégorie des personnes à risque, cible de cette syndémie.

Les écarts par rapport aux règles de base de la médecine

1. **Vacciner pendant une épidémie active**. C'est une notion de base de la médecine que de ne jamais vacciner en période d'épidémie (ceci est habituellement respecté en raison du temps, normalement incompressible, nécessaire au développement des vaccins). On favorise les infections (par interaction avec les interférons[52]) et la fabrication de variants additionnels par recombinaison de matériel génétique (voir chapitre « *Les variants naissent et se propagent principalement chez les vaccinés* »).

52. https://www.cell.com/cell/fulltext/S0092-8674(20)30489-X?_returnURL=https%3A%2F%2Flinkinghub.elsevier.com%2Fretrieve%2Fpii%2FS009286742030489X%3Fshowall%3Dtrue

2. Modifier **la définition du terme vaccin** pour masquer l'échec de la vaccination.

   Les vaccins actuels contre le COVID-19 n'empêchent pas la contamination et même 80 % de vaccination de la population ne sont pas suffisants pour contrôler une épidémie[53]. De plus, le taux de protection contre la contamination est faible et décroît rapidement avec le temps, et avec l'émergence de variants. Une étude globale montre que la protection contre les augmentations du COVID-19 n'est pas liée aux niveaux de vaccination dans 68 pays et 2 947 comtés aux États-Unis (que du contraire !). Il n'y a pas d'immunité collective induite par la vaccination, le virus se propage dans des populations vaccinées à 100 %[54].

3. Ne pas tirer les conséquences en termes de santé publique du fait que la pandémie est une **syndémie**.

4. Multiplier les vaccinations avec le risque d'émergence de nouveaux variants. Les vaccinations répétées produisent une **pression de sélection** qui force l'émergence de formes résistantes du virus au vaccin actuel, c'est-à-dire de nouveaux variants. Pour éviter cette pression de sélection, il faut éviter de recourir à la vaccination de masse pour réserver les vaccins aux personnes cibles de la syndémie c'est à dire essentiellement les personnes âgées avec comorbidité(s) et d'autres cas beaucoup plus rares de jeunes avec comorbidité(s) sévère(s). Le recours à des boosters successifs est dangereux quand la différence entre la souche vaccinale et celle qui circule est trop prononcée (péché antigénique originel, risque de facilitation de l'infection) car :

53. S. Gazit et al., Clinical Infectious Diseases, ciab 973, 2021
54. https://link.springer.com/article/10.1007/s10654-021-00808-7

- les effets indésirables graves spécifiques augmentent de manière cumulative ;
- la stimulation répétée avec un même antigène conduit à une dysergie des cellules immunitaires et l'induction de maladies auto-immunes[55 56].

5. **Confiner** les humains dans un contexte infectieux de zoonose. Dans une zoonose, l'agent infectieux passe d'un mammifère à l'autre rendant le confinement très largement inutile, et souvent contre-productif.

6. Ne pas pratiquer de **pharmacovigilance active** alors que les risques à long terme restent à déterminer, que nous sommes encore dans la phase 3 expérimentale de l'évaluation de ces vaccins et que, contrairement à la prise d'un médicament, la vaccination est irréversible. Une phase 3 nécessite une pharmacovigilance active de tous les vaccinés.

7. Avoir oublié que les **autopsies** sont essentielles pour faire progresser la médecine en particulier lorsqu'il s'agit d'une matière expérimentale. Or, le lien entre décès et vaccination est rejeté sans autopsie. Les preuves sont ainsi effacées.

8. Se montrer **psychorigide** pendant une crise plutôt que proactif en voulant maintenir le même cap sans tenir compte des résultats de la science, ce fut la pensée magique au service d'une pensée simpliste du tout au vaccin, sans regarder les faits. Lorsque l'Allemagne a compris que la vaccination de masse était préjudiciable : « *Au moyen de l'obligation vacci-*

55. https://www.journal-of-hepatology.eu/article/S0168-8278(22)00234-3/fulltext#:~:text=Conclusions,resident%20immunity%20requiring%20systemic%20immunosuppression

56. https://journals.plos.org/plosone/article?id=10.1371/journal.pone.0008382 https://pubmed.ncbi.nlm.nih.gov/32292901/

nale, l'État tue avec préméditation» le Parlement a voté contre la vaccination obligatoire[57] [58].

Juridiques

L'avocate Cécile Delrée a développé deux points importants de droit.

Remise en question de l'accord parental pour la vaccination des enfants

L'autorité parentale conjointe est nécessaire pour la vaccination de tous les enfants mineurs. Le Gouvernement justifie le fait que les enfants, à partir de 16 ans, peuvent aller se faire vacciner contre le COVID-19 sans l'accord des parents sur base de la loi des droits du patient du 22 août 2002. Mais cette loi ne s'applique pas puisque le vaccin contre le coronavirus est toujours en phase expérimentale 3, et dès lors se pose la question de savoir si la loi applicable n'est pas la loi relative aux expérimentations sur la personne humaine du 7 mai 2004, laquelle prévoit que les mineurs ne peuvent pas recevoir de vaccin sans l'accord de leurs parents, et sans être parfaitement éclairés sur les effets secondaires de ce qu'on leur injecterait.

Violation de la loi sur le contrat de travail en cas de vaccination obligatoire des soignants

La vaccination obligatoire des professionnels des soins de santé a été décidée en conseil des Ministres le 25 février 2022. Précisons

57. https://www.lemonde.fr/international/article/2022/04/07/covid-19-en-allemagne-les-deputes-votent-contre-la-vaccination-obligatoire-pour-les-plus-de-60-ans_6121046_3210.html

58. https://www.rtbf.be/article/coronavirus-en-allemagne-olaf-scholz-echoue-a-faire-voter-une-vaccination-obligatoire-10970766 ; et aussi https://www.levif.be/actualite/europe/covid-l-allemagne-echoue-a-rendre-la-vaccination-obligatoire/article-news-1546233.html

au préalable que le Conseil des ministres en a reporté l'entrée en vigueur au 1er juillet 2022 avec la possibilité d'encore reporter cette date en fonction de la situation épidémiologique, ce qui signifie que la loi n'a pas encore été votée. Maître Delrée rappelle qu'un contrat de travail ne peut être modifié de manière substantielle sans l'accord du travailleur ; et il est bien évident que la modification de la condition médicale d'accès au travail est une condition substantielle du contrat.

Violation de plusieurs articles de la Constitution et du code pénal

Cela concerne, dans la **Constitution**, le droit à l'intégrité physique, les libertés fondamentales etc...

De plus, il importe également de rappeler les articles du **code pénal** concernant les conséquences des coups et blessures volontaires ainsi que l'interdiction de pratiquer un harcèlement pour inciter les personnes à se faire vacciner sur une base prétendument « volontaire ».

Médiatiques

La confiscation du débat démocratique et l'utilisation de la technique des blouses blanches

Le sociologue Laurent Mucchielli a explicité les mécanismes conduisant à assurer « *le monopole de l'information légitime*[59] ». Le débat démocratique indispensable au progrès de la science a été confisqué, censuré. Les personnes, spécialistes reconnus dans leur domaine de compétences mais dont la pensée ou les témoignages n'étaient pas en concordance avec la pensée unique, « la doxa », ont été **invisibilisés** par les médias *mains-*

59. L. Mucchielli, *La doxa du Covid*, tome 1 : *Peur, santé, corruption et démocratie*, Bastia, éditions Eoliennes, 2022, p. 102.

tream de la presse écrite et télévisée, après avoir été humiliés ou considérés comme des parias de la société.

Les manifestations des citoyens que l'on a désignés, à dessein et à tort, comme des « anti-vax », n'ont fait l'objet d'aucune couverture par les médias traditionnels. Les rares médias alternatifs qui ont informé la population, ont été brutalisés, ignorés, isolés et dénigrés.

Tandis que les professionnels de terrain sont mis sous pression et tenus de se taire (médecins, enseignants etc…), le gouvernement donne aux médias la liste des « bons experts » à inviter : ceci correspond à la « la technique des blouses blanches ».

La stigmatisation des non vaccinés

Le philosophe Michel Rosenzweig a abordé le thème de l'aspect hygiéniste forcené de cette crise dans sa dimension anthropologique et historique. L'aveu du Président Macron d'avoir « très envie d'emmerder les non vaccinés » a libéré les vannes d'un réservoir pulsionnel contre toute personne qui ne serait pas dans la « doxa ». Les intentions, derrière ce propos, sont d'en découdre férocement avec les non vaccinés décrits comme des ***agents thanatophores*** (ce terme dérive du grec et signifie littéralement « phorein » (porter) et « thanatos » (la mort) : Comment en découdre ? Par l'obligation vaccinale et l'arme pénale qui permettrait de faire peser un risque pénal sur celui qui transmet la mort. Cette sémantique remonte au champ lexical de l'idéologie nazie. Dans les années 30, le juif était désigné comme un agent pathogène porteur de maladies et de mort qu'il convenait de mettre à l'écart, d'éliminer et d'éradiquer, d'où le terme thanatophore. Le philosophe reprend un discours de l'époque : « *La quarantaine imposée à la population juive polonaise de l'époque accusée de répandre toutes* *sortes de maladies dont le typhus, revêt un sens strictement médical. Sa nécessité est dictée par la virulence de la maladie : le juif est quasiment le seul vecteur de l'épidémie et, en cas de contamination d'un non juif, on remonte le plus souvent à une source d'infection juive. Il est apparu urgent, aux fins de protection de la population, de restreindre la liberté de circulation des habitants juifs, de soumettre leurs usages du train à une autorisation administrative médicale particulière, de les orienter vers des parcs désignés à leur seul usage, de leur interdire la fréquentation des omnibus et de leur réserver des compartiments particuliers dans les trams* ». Fin de citation. Il ne semble pas nécessaire de commenter autrement que par les mots de Winston Churchill : « *Un peuple qui oublie son passé est condamné à le revivre* ».

Comment ne pas répéter les erreurs lors de la prochaine pandémie ?

Mesures sanitaires

Prévention

1. Promouvoir une **alimentation** saine, ainsi que la complémentation en vitamine D, en zinc, en sélénium[60] ainsi qu'en autres minéraux essentiels si nécessaire.
2. Réaliser des campagnes de **prévention** des comorbidités des pandémies et en particulier, comme l'a révélé la crise sanitaire du COVID-19, de l'obésité[61], du diabète[62],…
3. Promouvoir la **biodiversité** (en lieu et place des campagnes de vaccination de masse) qui réduit le risque futur bien réel de multiplication des pandémies[63].
4. Gérer toute épidémie de manière **scientifique et systémique**[64] et non sur base d'une pensée unique fondée sur la peur et sur le concept simpliste du « tout au vaccin ».
5. Gérer les **véritables** causes de létalité de notre population (maladies cardiovasculaires, cancer, etc.) [65].

60. https://www.lespecialiste.be/fr/actualites/medical/lien-entre-les-formes-graves-de-covid-19-et-les-carences-en-zinc-et-en-selenium.html
61. https://dom-pubs.onlinelibrary.wiley.com/doi/abs/10.1111/dom.14290
62. https://www.ncbi.nlm.nih.gov/pmc/articles/PMC7492082/
63. https://hal.archives-ouvertes.fr/hal-02549595/document
64. https://reliefweb.int/report/world/understanding-and-managing-cascading-and-systemic-risks-lessons-covid-19
65. https://www.who.int/data/stories/the-true-death-toll-of-covid-19-estimating-global-excess-mortality

Revalorisation de la première ligne médicale

Il faut remédier, insiste le Dr. Caruso, aux dysfonctionnements médicaux et de santé publique initiés début 2020 et persistant en ce début d'année 2022 concernant la prise en charge ambulatoire précoce des patients ayant le COVID-19 en Belgique. Les connaissances scientifiques et médicales croissantes concernant la maladie COVID-19 démontrent la pertinence de soins précoces adaptés à chaque malade, et le Centre Fédéral d'Expertise des Soins de Santé (KCE) nous y incite[66].

Les patients – *a fortiori* avec comorbidités – laissés seuls à domicile peuvent voir leur état se dégrader s'ils sont privés de suivi médical efficace et évoluer péjorativement, parfois très rapidement. Avec d'une part comme conséquence individuelle une morbidité augmentée parfois jusqu'au décès et d'autre part comme conséquence collective une saturation des hôpitaux, déjà fortement sous tension.

Il importe de corriger le plus rapidement possible les graves errances médicales totalement injustifiées commises depuis plusieurs mois, et ceci dans l'intérêt strict des patients et pour la collectivité.

Utilisation des traitements précoces

Une vraie prise en charge et un suivi médical des malades dès leurs premiers symptômes sont essentiels et reposent sur la première ligne médicale, la médecine générale, laquelle doit pouvoir travailler selon les principes suivants :

- Liberté de traiter et de prescrire sans subir de pression : l'hydroxychloroquine et l'ivermectine sont des médicaments sûrs et efficaces dont ils doivent pouvoir disposer librement

66. https://kce.fgov.be/fr/covid-19-contributions-du-kce/soins-ambulatoires-aux-patients-covid-19-dans-le-contexte-dune-saturation-des-hopitaux-belges

s'ils sont utilisés selon les recommandations en vigueur et dans l'intérêt du patient.

- Éviter le paracétamol préconisé par les experts, qui réduit nos défenses contre le virus et qui n'est donc indiqué qu'en cas de très forte fièvre.
- Encourager la correction des déficits en vitamine et oligoéléments.
- Recourir à l'usage d'un antibiotique et fournir de l'oxygène si l'examen clinique en montre la nécessité.

Le traitement précoce sauve de nombreuses vies, évite la saturation des soins intensifs et prévient les COVID longs !

Renforcement des structures hospitalières d'urgence

La Commission Européenne a souligné que la politique hospitalière de la Belgique avait conduit au cours des 20 dernières années à un appauvrissement des capacités hospitalières si bien que la crise du COVID-19 avait servi de révélateur de cette problématique. La politique hospitalière du flux tendu, notamment pour les soins intensifs ne permet d'absorber aucune crise sanitaire qu'il s'agisse de celle du COVID-19 ou de toute autre. Il faut dès lors augmenter notre capacité hospitalière.

Pas de confinement de la population saine

Les seules études épidémiologiques de haut niveau publiées par J.P.A. Ioannidis ont montré que le confinement au mieux n'avait pas d'intérêt, au pire était défavorable[67]. La Suède qui n'a jamais confiné parce que son épidémiologiste avait compris que la pandémie était une zoonose et qu'il n'y avait

67. https://www.sciencedirect.com/science/article/pii/S0895435621000871

pas d'intérêt à contrôler les humains, a eu moins de décès que la Belgique et la France. Il faut donc éviter tout confinement inutile de la population saine.

Prôner une vaccination ciblée

La vaccination doit être encouragée vis-à-vis des personnes pour lesquelles le rapport bénéfice/risque est favorable, c'est-à-dire tirer les conséquences de ce qu'est réellement cette pandémie, à savoir une syndémie qui touche très majoritairement les personnes âgées avec comorbidités. Le personnel soignant n'en fait pas partie. Il faut dès lors abandonner l'idée d'une vaccination de masse ainsi que le caractère obligatoire de la vaccination du personnel soignant.

Mesures politiques

Face aux erreurs constatées dans le monde au niveau de la gestion de la pandémie, un changement de paradigme s'impose. Plutôt que la stratégie du « tout au vaccin » nous préconisons une participation des citoyens à la gestion de la crise. La politique sanitaire a été construite, nous l'avons vu, autour d'une idée simpliste, centrée quasi exclusivement sur la vaccination ; or la réponse est complexe et doit être proportionnée, juste et légitime. Il n'y a plus d'argument politique ni pour le CST, ni pour une obligation vaccinale, que ce soit pour la population générale ou le personnel soignant. Seules les personnes ciblées de la syndémie peuvent en tirer un bénéfice et l'éthique médicale doit leur en laisser le libre choix.

Retrait des lois pandémies

Elles sont la consécration des erreurs de gestion de la crise sanitaire et la promesse de les répéter dans l'hypothèse d'une nouvelle épidémie : elles doivent être purement et simplement abrogées. Au niveau international également, le traité mondial qui est en préparation et qui donnerait l'autorité à l'OMS pour dicter à tous les pays la politique sanitaire à suivre est particulièrement dangereux et il n'y a aucune raison de céder notre souveraineté à cette institution qui a failli à sa tâche à répétition dans cette crise et qui est contrôlée par des intérêts politiques et quelques acteurs privés.

Assurer le consentement éclairé et la liberté

La responsabilisation et la confiance ont toujours été des facteurs importants de la relation médecin/malade et de la guérison. Ils sont toujours plus efficaces que l'obligation qui ne respecte pas les **libertés individuelles**, condition de l'épanouissement personnel et composante intégrale de la santé telle qu'elle est définie par l'OMS[68].

Retrait de l'obligation vaccinale notamment pour le personnel soignant

Selon le Pr Longneaux : « en tant que parlementaire, vous exigeriez que les vaccins soient efficaces ». Ceci demande d'avoir confiance dans les firmes pharmaceutiques qui les ont produits.

Or :

- L'analyse méthodologique détaillée de la biostatisticienne C. Cotton montre que la mise au point des vaccins ne répond en aucune manière aux critères de bonnes pratiques cliniques[69].
- Le **Lancet Gate**, un faux scientifique visant à ouvrir la voie à la politique du tout au vaccin est un second élément conduisant à la perte de confiance.

68. Un état de complet bien-être physique, mental et social, **[qui]** ne consiste pas seulement en une absence de **maladie ou d'infirmité**
69. Voir chapitre : « Le tout au vaccin : problématique du début à la fin »

- Enfin et surtout, les données collectées dans la vie réelle, au cours des deux dernières années montrent que
  - Plus les pays vaccinent et plus le taux de contamination est élevé.
  - La pandémie à Omicron est une pandémie des vaccinés (figure 3).
  - Les vaccins à ARNm sont potentiellement dangereux pour l'homme : l'étude de Cambridge[70] le démontre clairement et rejoint notre demande de moratoire de la vaccination pour les enfants, en l'étendant au reste de la population, exception faite pour les personnes ciblées par la syndémie.

Il n'y a dès lors aucun sens à obliger qui que ce soit à être vacciné. À ce titre, obliger le personnel soignant en bonne santé est une discrimination sans fondement scientifique et inacceptable moralement puisqu'elle leur fait courir un risque médical inutile.

Retrait du CST

Après avoir traité du caractère obligatoire de la vaccination, nous allons aborder l'autre problème majeur, celui du COVID Safe Ticket (CST), La forme belge du « passe sanitaire ». Le Pr. David Doat souligne que si les décisions politiques ont été prises dans le souci de préserver la population du COVID-19, certaines décisions peuvent s'avérer inefficaces dans l'expérience, voire contre-productives, par exemple quand les coûts de leurs externalités négatives dépassent leurs bénéfices. Tel est le cas du CST.

D'un point de vue sanitaire, l'objectif explicite du CST de protéger les populations des contaminations virales n'a jamais

70. https://www.sciencedirect.com/science/article/pii/S027869152200206X#bib119

été atteint, et l'efficacité de l'outil n'a jamais été démontrée[71]. Il est contre-productif également car il donne un faux sentiment de sécurité conduisant à plus de contaminations parmi les vacccinés. D'un point de vue éthique, l'extension du CST à toutes les activités sociales, sportives et culturelles ne peut être légitimée en l'absence de démonstration de la proportionnalité, de la pertinence et de la nécessité de la mesure par rapport à ses objectifs annoncés en termes de protection de la santé publique. La mesure constitue dès lors une infraction au respect de la vie privée et des libertés fondamentales. Le CST constitue par ailleurs, par les contraintes pratiques qu'il impose aux personnes non-vaccinées, une obligation vaccinale déguisée qui déroge au respect de l'égalité entre les citoyens, de l'autonomie et du consentement éclairé des personnes. Par ces faits, le CST apparaît destructeur pour la confiance politique et de la cohésion sociale dont une société a pourtant particulièrement besoin pour surmonter l'épreuve d'une pandémie en démocratie.

71. En Belgique, l'Autorité de protection des données (APD) a demandé à plusieurs reprises, notamment dans son avis n° 124/2021 du 12 juillet 2021, que la légitimité du COVID Safe Ticket soit démontrée (voir https://www.autoriteprotection-donnees.be/publications/avis-n-124-2021.pdf.) Le professeur Yves Coppieters s'est également exprimé contre le CST en en soulignant les insuffisances (https://www.7sur7.be/belgique/quel-bilan-pour-le-cst-il-na-pas-rempli-completement-les-objectifs-quon-attendait-de-lui~a205883e/), ainsi que Marius Gilbert (https://www.rtbf.be/article/le-cst-encore-vraiment-benefique-marius-gilbert-ne-semble-pas-vraiment-convaincu-10888992) et Emmanuel André (https://www.dhnet.be/actu/belgique/emmanuel-andre-le-covid-safe-ticket-a-eu-l-effet-inverse-de-celui-escompte-61a49dad7b50a648b205e227). En Angleterre, un récent rapport britannique de la commission de l'administration publique et des questions constitutionnelles s'est également prononcé contre l'usage d'un tel outil en raison de son inefficacité et de son atteinte aux droits humains (https://committees.parliament.uk/committee/327/public-administration-and-constitutional-affairs-committee/news/157355/covid-passport-policy-lacks-scientific-evidence-base/). En France, la Commission Nationale de l'Informatique et des Libertés (CNIL) n'a jamais reçu les preuves de l'efficacité du passe sanitaire en matière de lutte contre le COVID-19, demandées dès septembre 2020, ainsi que dans son quatrième avis en date du 30 novembre 2021(https://www.bfmtv.com/tech/la-cnil-interpelle-le-gouvernement-sur-le-manque-de-preuves-d-efficacite-du-pass-sanitaire_AN-202111300377.html).

Objet de plusieurs recours judiciaires, condamné par le tribunal de première instance de Namur le 1er mars 2022[72], le CST doit tomber dans les oubliettes de l'histoire.

Élargir la base de l'expertise scientifique

La gestion de cette crise a mis en évidence beaucoup de problèmes graves qui nécessitent d'élargir la base de l'expertise des autorités politiques. Nous proposons :

- D'intégrer des médecins de terrain, des juristes ainsi que des spécialistes en politique de la santé publique, des systèmes complexes et de gestion des crises, et en éthique.
- D'exiger que toute mesure imposée repose sur une expertise scientifique référencée, faisant l'objet d'un consensus aussi large que possible.
- Une participation citoyenne à la gestion des crises, ce qui est au fondement de toute démocratie et est d'une grande utilité pour éclairer les autorités.
- De réformer les autorités sanitaires qui ont failli à leurs tâches. Un exemple : Mr Van Laethem explique que la vitamine D et le zinc n'ont pas de place dans le traitement alors que les patients carencés en vitamine D ont 14 fois plus de risque de développer une forme sévère du COVID-19[73]. Les conséquences des données de Sciensano évoquées dans ce rapport, ne sont pas tirées en termes de santé publique et encore moins expliquées aux médecins et à la population. Ce n'est ni déontologiquement, ni éthiquement acceptable.

72. Voir https://www.lesoir.be/427268/article/2022-03-01/la-justice-tranche-le-cst-wallon-nest-plus-justifie

73. https://journals.plos.org/plosone/ article ?id=10.1371/journal.pone. 0263069

Changer de paradigme pour une politique de santé juste et proportionnée

Face aux erreurs constatées en Belgique et dans le monde au niveau de la riposte à la pandémie, explique le Pr. E. Paul, un **changement de paradigme** dans la gestion de la pandémie s'impose, afin d'adopter une approche systémique et holistique. La pandémie a révélé les faiblesses de notre système de santé, qu'il devient urgent de renforcer en vue d'être plus résilient et mieux préparé aux prochaines vagues et aux prochaines menaces.[74] Nous avons déjà rappelé le préambule à la Constitution de l'OMS, « La santé est un état de complet bien-être physique, mental et social, et ne consiste pas seulement en une absence de maladie ou d'infirmité ».[75]

Une politique idéale de lutte contre le COVID-19 devrait respecter **les principes éprouvés de la santé publique**, tant pour ce qui concerne les processus que le contenu des politiques. Pour les processus, il est essentiel qu'ils soient inclusifs, transparents et « agiles », en mesure de s'adapter régulièrement à l'évolution de la situation et des connaissances ; d'adopter des objectifs de santé plus vastes que les quelques indicateurs de suivi de l'épidémie, et de communiquer clairement sur ces objectifs ; de prendre en compte les besoins différenciés des catégories de populations les plus vulnérables face au COVID-19, de mieux cibler les mesures en faisant en sorte qu'elles soient proportionnées par rapport aux objectifs poursuivis et en mitigeant leurs effets négatifs.[76] A cette fin, il est essentiel d'évaluer la gestion de crise, tant pour ce qui concerne ses modes de

74. COVID-19 : time for paradigm shift in the nexus between local, national and global health | BMJ Global Health

75. Constitution (who.int)

76. "When My Information Changes, I Alter My Conclusions." What Can We Learn From the Failures to Adaptively Respond to the SARS-CoV-2 Pandemic and the Under Preparedness of Health Systems to Manage COVID-19 ? (ijhpm.com)

gouvernance que les effets des mesures (quelles sont celles qui ont été les plus efficientes et équitables ?), même si cela relève d'une prouesse méthodologique.[77] Il est également important de sortir du « narratif unique » autour du COVID-19, privilégié par les décideurs et les médias, qui empêche de prendre en compte à sa juste valeur toute la complexité de la crise.[78]

Pour ce qui concerne le contenu de la politique de lutte contre le COVID-19, il est essentiel de ne plus limiter cette riposte aux tentatives (désespérées) d'empêcher la circulation du virus, mais de mieux appréhender la complexité de la maladie et de s'intéresser aux mécanismes et aux facteurs qui déterminent la « transition » de l'infection vers les formes graves de la maladie. Il est urgent de sortir de « l'état d'exception » du COVID-19 et d'intégrer sa riposte dans le système de santé « normal », en privilégiant les soins de santé primaires (première ligne de soins), en assurant une parfaite continuité et complémentarité entre des mesures de prévention, de promotion de la santé (ciblant les comorbidités et les déterminants sociaux de la santé) et de soins précoces.[79]

La forme du COVID-19 a changé et on n'observe plus le même profil clinique. A cet égard, le prof. B. Rentier a proposé qu'on parle aujourd'hui, à propos de la maladie occasionnée par le variant BA.2 du SARS-CoV-2 Omicron, d'un « **COVID-22** » pour tenir compte de ce fait. Ceci implique évidemment que

77. Évaluer les effets des différentes mesures de lutte contre le Covid-19, mission impossible ? (theconversation.com)

78. The danger of the single storyline obfuscating the complexities of managing SARS-CoV-2/COVID-19 - Sturmberg - - Journal of Evaluation in Clinical Practice - Wiley Online Library

79. "When My Information Changes, I Alter My Conclusions." What Can We Learn From the Failures to Adaptively Respond to the SARS-CoV-2 Pandemic and the Under Preparedness of Health Systems to Manage COVID-19 ? (ijhpm.com) ; COVID-19 : an 'extraterrestrial' disease ? - ScienceDirect

la gestion de la crise et, plus précisément la gestion du risque, soient ré-envisagée sous ce nouvel éclairage.

Enfin, comme d'autres l'ont souligné, la stratégie du « tout au vaccin » et de la vaccination de masse était, dès le départ, un pari risqué[80] qui a depuis lors démontré toutes ses limites. Une stratégie de long terme doit nécessairement prendre en considération l'immunité acquise naturellement par l'infection, et devrait plutôt se fonder sur une vaccination ciblée.[81]

La question de **la participation des citoyens** à la gestion de crise, rappelle le Pr C. Fallon, s'est peu à peu immiscée dans l'agenda politique, notamment récemment avec la gestion de la pandémie de COVID-19. Une crise est toujours un apprentissage, une évaluation participative et pluraliste de la gestion de la crise. Elle demande une planification qui n'a jamais été l'activité principale de la plupart des gouvernements car elle consomme des ressources sans apporter de gain politique. Dans toute crise, le premier intervenant sur le terrain est le citoyen : il est un « éclaireur » pour les autorités. Dans la crise du COVID, les citoyens ont été confinés, le sens de leurs activités a été arbitrairement qualifié d'essentiel ou de non essentiel, la peur de la mort paralysait le désir d'agir. L'appel aux compétences a été limité à quelques experts au lieu de reposer sur une large base citoyenne, universitaire, industrielle,... La paralysie des niveaux de compétence de la société a gagné le système de santé lui-même avec la déstructuration de la première ligne de soins.

80. Playing vaccine roulette : Why the current strategy of staking everything on Covid-19 vaccines is a high-stakes wager - ScienceDirect
81. Surfing Corona waves – instead of breaking... | F1000Research

Mesures juridiques

1. Éviter le contournement des lois existantes garantes des droits fondamentaux du citoyen afin de ne pas conduire à une régression de l'État de droit.

2. Harmoniser les législations nationales et européennes en matière de traitement en phase expérimentale, afin d'éviter les contradictions juridiques entre droit national et international en la matière.

3. Renforcer les structures de surveillance des marqueurs de la démocratie. Il est du devoir de toute personne en responsabilité de s'interroger sur les causes de la dégradation de notre pays au rang de « démocratie défaillante » (cf « *L'État de droit a été dégradé au nom d'un « droit à la santé » absolutisé* »).

Conclusions des co-auteurs

Pour conclure, nous reprendrons trois points essentiels qui ont émergé du travail de CoCiCo : le premier a trait aux changements sociétaux qui ont précédé la gestion de la crise et l'ont profondément marquée. Le second est la problématique du financement de l'OMS, organisation centrale dans la gestion de la crise. Le troisième point est l'échec de la vaccination de masse qui non seulement est devenue une évidence mais dont on commence à comprendre de mieux en mieux les causes. Une inconnue de taille persiste : les effets au long cours des vaccins.

Premier point : les changements structuraux de la société qui ont précédé la crise

Le but de CoCiCo est d'aider l'État à **agir de façon efficace et proportionnée, juste et légitime**. Car l'évaluation de l'action publique est une démarche entre expertise scientifique et questionnement politique, y compris avec la population. Or, **la politique sanitaire a été construite autour d'une seule idée simple et simpliste : la politique du tout au vaccin, fondée sur la peur**. Cette idée a été imposée d'autant plus facilement que notre pays ne dispose pas d'une culture d'évaluation des politiques publiques.

L'approche multidisciplinaire qui a été choisie par CoCiCo a permis d'analyser les mécanismes de cette pensée unique ; ils ont été rendus possibles par des **changements structurels de la société** au cours des 20 dernières années. Ces changements ont touché aux fondements de toute démocratie. Comment ? Par le contrôle des médias, la privatisation de l'OMS, et l'absence de contre-pouvoir à la recherche de profit des firmes pharmaceutiques qui sont entrées « comme dans du beurre » dans nos systèmes de santé publique. Les mesures de contrôle social mises en place, dont certains souhaiteraient qu'elles deviennent définitives, servent cette pensée unique et menacent directement la bonne gouvernance de la santé autant que de la démocratie du pays.

La médecine est un art et fait partie de la science ; et à ce titre, elle ne progresse qu'à travers des débats, des remises en question et donc, dans et par une liberté thérapeutique. Ceux qui rêvent de mettre la santé sous une gouvernance exclusive de l'OMS sont en totale contradiction avec les principes de base de toute politique de la santé publique et d'exercice de la médecine. Ils doivent être empêchés par tous les moyens juridiques possibles.

Deuxième point : l'OMS doit être obligatoirement financée et remise sous le contrôle exclusif du secteur public

Il pourrait tomber sous le sens commun que l'OMS soit financée par les États. En réalité, le premier financeur est Bill Gates, à travers ses différentes fondations. Cela signifie que la politique de la santé de l'ensemble de l'humanité est financièrement contrôlée par **un seul** homme, dont l'expertise en la matière est pour le moins discutable, scénario digne d'un mauvais film de science-fiction. Que dit-il dernièrement de cette crise au cours d'un discours récent **lors de la conférence de Munich** sur la sécurité, le 18 février 2022 ? Il s'est montré profondément déçu de l'effet positif du variant Omicron qui renforce l'immunité mondiale :

> "***Sadly enough*** *omicron immunises us better than the vaccine, next time we have to make vaccines faster and better"*.

Et il ajoute : « *Malheureusement, le virus lui-même – en particulier le variant Omicron – est un type de vaccin en soi. Il induit une immunité dans les cellules B ainsi que dans les cellules T (…) le virus a mieux réussi à faire le tour de la population mondiale que nous avec les vaccins* ». Il a également ajouté que « *la prochaine pandémie était inévitable. (…) si nous restons rationnels, nous pourrons faire face à la prochaine épidémie rapidement. (…) tout d'abord, il faut veiller à ce qu'une offre limitée de vaccin soit distribuée de manière rationnelle. Deuxièmement, la capacité doit être si grande que le monde entier puisse recevoir deux doses dans une période de temps limitée.* » Au cours de la même conférence, il demande de poursuivre les efforts de développement de vaccins contre les virus respiratoires car de cette façon, estime-t-il, « *ces maladies peuvent être éradiquées tout comme la polio a largement disparu* [82] ».

Le terme "**sadly**" utilisé dans cette phrase jette une suspicion sur ses intentions réelles : la santé de l'humanité ou la vaccination systématique de l'humanité ? Manifestement, seul, il a décidé que ce serait la santé par les vaccins, à tout prix, sorte de recours aveugle et irrationnel à des vaccins dans un but purement financier et non sanitaire, ou dans un rêve totalement déconnecté

82. https://twitter.com/statsjamie/status/1494798543709777923 ?s=20&t=Dno54ghNWaxuO2sM-j5OXQ

de toute réalité. De quelle réalité ? De tous ceux qui sont déjà morts ou qui vont rester handicapés à cause de la vaccination et des effets secondaires graves ; le consentement éclairé a rarement été obtenu parce que l'éclairage était ignoré ou leur était interdit. Pendant ce temps, Monsieur Bill Gates regrette le rôle positif d'Omicron, s'inquiète de vacciner rapidement le monde entier, ne comprend toujours pas la différence entre le virus de la polio et le coronavirus et fait fi des résultats des scientifiques qui s'intéressent à la vie réelle[83]. Ceci montre le danger d'erreurs fondamentales de raisonnement à un tel niveau de pouvoir. Un **financement** et un **contrôle public** sur une institution de cette importance est de l'ordre d'une évidence vitale.

Troisième point : l'échec de la vaccination de masse. Explications

La politique du tout-au-vaccin a été basée sur l'idée que l'immunité vaccinale était similaire à l'immunité naturelle. Ce fut la justification politique de la campagne de vaccination de masse. Or, les études qui s'accumulent démontrent que ce n'est pas le cas et qu'il existe des différences marquées entre les deux immunités, expliquant d'une part l'échec de la vaccination de masse par ce type de vaccins, et d'autre part les effets secondaires auxquels on ne s'attendait pas[84] : c'est ce que montrent dans le BMJ Ivanova *et al.* De plus, après une deuxième dose, les anticorps diminuent rapidement entre 3 et 10 semaines nous disent Shrotri *et al.* dans The Lancet[85] et les nouveaux variants sont résistants aux vaccins[86].

83. https://www.sciencedirect.com/science/article/pii/S2666776221002581 ?via %3Dihub
84. https://www.medrxiv.org/content/10.1101/2021.04.20.21255677v2
85. https://www.sciencedirect.com/science/article/pii/S0140673621016421
86. https://www.sciencedirect.com/science/article/abs/pii/S0163445321003923

Les revues les plus prestigieuses sont en train de démontrer très précisément tous les mécanismes moléculaires rendant compte des risques de cancer, de maladies neurodégénératives et de maladies auto-immunes liées au vaccin anti-COVID-19. Nous n'en sommes plus au principe de précaution mais à celui d'une immense responsabilité vis à vis de la population mondiale.

L'obligation vaccinale concernant le COVID-19 n'a donc aucun sens. Une telle obligation vis à vis du personnel soignant serait une discrimination **négative**, sans base sanitaire et totalement contraire aux droits de l'homme.

Du point de vue de la **bioéthique**, le risque d'invalidité et de décès pour un receveur sain d'une vaccination irréversible, impose qu'il ait le choix d'accepter ou de refuser le vaccin. Quiconque imposerait un tel traitement devrait en supporter la responsabilité, puisque, à partir de maintenant, personne ne peut prétendre ignorer les risques encourus par ce geste.

Au cœur du débat concernant la **déontologie médicale**, face à une pandémie nouvelle[87], tous les traitements médicaux, thérapeutiques ou préventifs, nécessitent un consentement éclairé, et donc la vaccination ne devrait jamais être obligatoire[88], d'autant moins pour des vaccins encore expérimentaux accompagnés d'une pharmacovigilance inadéquate pour lesquels on ne connaît pas les conséquences sur la santé à moyen et long terme (ce qui n'est pas le cas pour la vaccination anti-variolique, abandonnée en 1980 grâce à son succès et l'éradication réussie, ni pour la polio, toujours obligatoire en raison de la non-extinction complète du virus et de son taux très élevé de morbidité/mortalité, en particulier chez les enfants infectés, et

87. https://papers.ssrn.com/sol3/papers.cfm?abstract_id=4107943
88. https://www.tandfonline.com/doi/full/10.1080/20502877.2021.2010441

dont on découvre progressivement les effets indésirables[89]). La liberté thérapeutique du médecin et son devoir d'informer le patient des propriétés d'un « médicament » sont des règles de déontologie de base.

Certes, les promoteurs de l'obligation vaccinale présentent comme argument la nécessité, d'une part, d'éradiquer le virus SARS-CoV-2 et, d'autre part, d'empêcher la propagation du virus, apanage supposé des personnes non-vaccinées. Cependant, dans les deux cas, l'objectif ne peut être atteint. En effet, l'éradication du virus est reconnue comme irréalisable en raison de sa forte mutabilité et de son caractère zoonotique[90], et la vaccination anti-COVID-19 n'empêche ni l'infection (selon les dernières informations officielles, elle la favoriserait assez nettement), ni la propagation.

Pendant la rédaction des conclusions de CoCiCo, la commission parlementaire a rendu, le 04 mai 2022, les conclusions scientifiques des experts auditionnés et les conclusions politiques des différents groupes parlementaires[91] à propos de la vaccination obligatoire (O.V.) et du CST. A une écrasante majorité, les experts auditionnés se sont prononcés **contre l'obligation vaccinale**, et **contre le CST** dont l'absence de pertinence scientifique a été rappelée. Les avis politiques sont plus nuancés en fonction des couleurs politiques, si bien que soutenir l'obligation vaccinale ne repose pas sur des arguments scientifiques factuels mais sur des opinions ou des idéologies. CoCiCo rejoint donc les conclusions de la plupart des experts scientifiques auditionnés

89. https://www.icpcovid.com/sites/default/files/2021-04/Ep %20132-12 %20 COVID %20vaccines %20and %20blood %20clots_ %20five %20key %20questions.pdf

90. https://www.nature.com/articles/d41586-021-00396-2

91. https://www.dekamer.be/kvvcr/showpage.cfm ?section=/flwb&language=fr&cfm=/site/wwwcfm/flwb/flwbn.cfm ?legislat=55&dossierID=2670

en ce qui concerne l'O.V et le CST. Il nous semble nécessaire de rappeler qu'il ne s'agit pas ici de juger de l'opportunité ou non des vaccins mais de leur caractère obligatoire.

La dominance des anticorps facilitants lorsque le virus diffère suffisamment de la souche vaccinale conduit à une augmentation de la propagation du variant chez les individus vaccinés. La FDA a recommandé aux fabricants de produire une souche vaccinale mixte Wuhan/Omicron, reconnaissant donc implicitement l'inefficacité des vaccins actuels contre Omicron.

Cependant, la solution à cette problématique n'est pas de vacciner avec la dernière souche circulante pour cinq raisons :

1. Le virus évolue trop rapidement. La logistique de production des vaccins et d'administration a une large population prend un temps tel que des nouveaux variants auront déjà remplacés la souche utilisée dans le nouveau vaccin avant la fin de la campagne de vaccination.
2. Le péché antigénique originel aura comme conséquence que les personnes immunisées avec la souche Wuhan ne pourront développer une réponse efficace spécifique contre le nouveau variant.
3. La vaccination répétée avec un même antigène (Omicron n'est que ~2 % différent de Wuhan) conduit à l'anergie des cellules immunitaires et l'induction de maladies auto-immunes.
4. Les effets indésirables des vaccins sont proportionnels au nombre de doses administrées. La sévérité des effets, y compris le décès, augmente avec les doses.

La conséquence est simple mais il faut en mesurer toute l'importance : la problématique des variants que nous connaissons et ceux qui pourraient encore venir, résulte des vaccinés et pas des non vaccinés. Il faut pouvoir remettre en question la stratégie actuelle. Entre le discours du financeur principal de l'OMS et la complexité de la médecine, il y a un long chemin, celui des croyances aux faits, celui du rêve à la réalité. Le but de CoCiCo est de rappeler la réalité.

Annexes

Figure 1

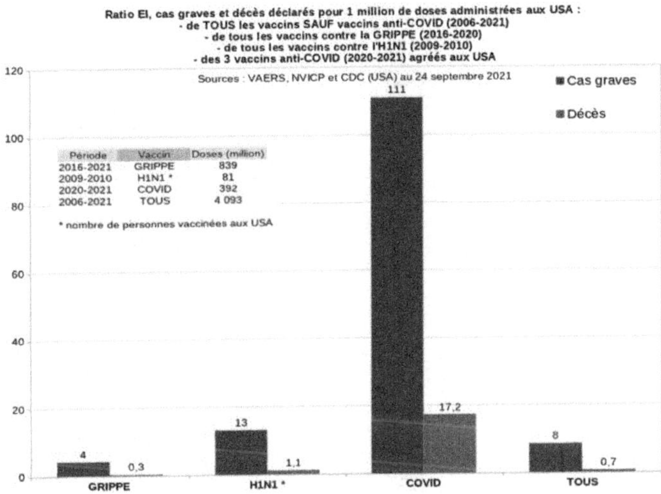

Figure 2

Données accédées le 31 décembre 2021

USA	Recensement des déclarations d'EFFETS INDESIRABLES (2020-2021)			24/12/21	Ratio pour 100 000 doses		
24/12/21	Cas déclarés	Cas Graves	Décès	Doses	Cas	Graves	Décès
Pfizer	319 103	31 548	4 420	294 235 928	108	11	1,5
Moderna	326 417	24 030	4 018	192 687 290	169	12	2,1
Janssen	63 226	6 807	1 156	17 576 911	300	39	6,6
Inconnu	1 586	255	40	513 851			
	710 332	62 640	9 631				
TOTAL* / ENSEMBLE	709 085	62 566	9 623	505 013 980	140	12	1,9

* IMPORTANT : Du fait de la possibilité dans un dossier d'évoquer 2 « vaccins » différents, ou plus, la somme d'une colonne diffère du nombre total réel de dossiers

Source : CDC, VAERS / WONDER

Nb de cas = nombre de cas d'effets indésirables recensés après vaccination par VAERS

Effets graves = effets indésirables recensés après la vaccination qualifiés de graves selon VAERS

Décès = décès déclarés après vaccination dans VAERS

Données accédées le 2 janvier 2022

Espace Économique Européen 2020-2021	Recensement des déclarations d'EFFETS INDESIRABLES			01/01/22	Ratio pour 100 000 injections		
01/01/22	Cas déclarés	Cas Graves	Décès	Doses	Cas	Graves	Décès
Pfizer	529 673	120 078	6 502	543 390 075	97	22	1,2
Moderna	123 946	19 594	686	98 068 820	126	20	0,7
AstraZeneca	234 246	46 646	1 400	68 943 834	340	68	2,0
Janssen	34 998	7 686	254	18 757 506	187	41	1,4
TOTAL / ENSEMBLE	922 863	194 004	8 842	729 160 235	127	27	1,2
				voir note			

Sources : EUDRAVIGILANCE & ECDC

Nota : le nombre de décès recensés après vaccination est le résultat d'une recherche sur le critère « Results in Death » en ne retenant qu'une occurrence maximum par ligne d'effet grave déclaré.

Nb de cas = nombre de cas d'effets indésirables recensés après vaccination par Eudravigilance auprès des pays de l'EEE

Effets graves = effets indésirables recensés après la vaccination qualifiés de graves selon Eudravigilance

Décès = décès déclarés après vaccination dans Eudravigilance par les pays de l'EEE

Note : La FRANCE déclare 7 715 503 doses d'un vaccin d'origine INCONNUE (source : ECDC)

Figure 3

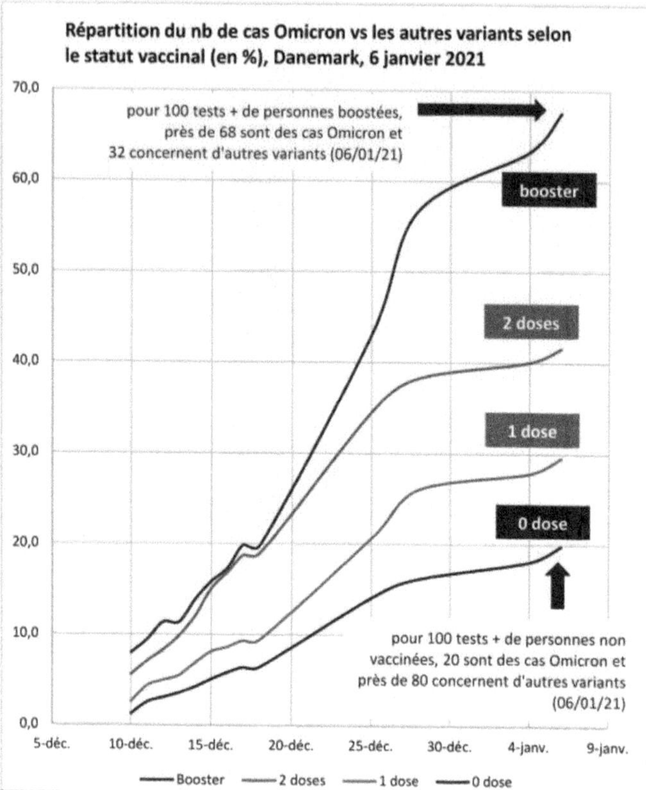

Graphique établi sur bases des données officielles Danoises, publiées entre Décembre 2021 et fin Janvier 2022.

Il montre la proportion des infectés par le variant Omicron en fonction du temps (en abscisse) et du nombre d'injections vaccinales. On remarque qu'en fonction du nombre d'injections, Omicron cible de plus en plus les poly-vaccinés, et que cet effet est proportionnel au temps.

Data par le Prof M Zizi, les pages web contenant les données originales ont été préservées et peuvent être fournies si demandées[92].

92. https://covid19.ssi.dk/virusvarianter/varianter-i-danmark/omikron

Table des matières